全国中等中医药教育规划教材

常用护理技术

（供中医药类专业用）

主　编　吕淑琴

编　委　（以姓氏笔画为序）

　　　　吕淑琴　吕　静　唐少兰

绘　图　姚　新

主　审　向承美

U0248548

中国中医药出版社

北　京

图书在版编目（CIP）数据

常用护理技术/吕淑琴主编．—北京：中国中医药出版社，2002.8 （2018.3 重印）
全国中等中医药教育规划教材
ISBN978 -7-80156-355-2

Ⅰ．常… Ⅱ．吕… Ⅲ．护理-技术-专业学校-教材 Ⅳ.R472

中国版本图书馆CIP 数据核字 （2002）第 033611号

中国中医药出版社出版

发行者：中国中医药出版社
（北京市朝阳区北三环东路 28 号易亨大厦 电话：64405750 邮编：100013）
（邮购电话：84042153 64065413 ）
印刷者：廊坊市三友印务装订有限公司印刷
经销者：新华书店总店北京发行所
开 本：787×1092毫米 16开
字 数：218 千字
印 张：9
版 次：2002年 8 月第 1 版
印 次：2018年 3 月第 22 次印刷
书 号：ISBN978 -7-80156-355-2
定 价：25.00 元
如有印装质量问题，请与出版社发行部调换。
HTTP://WWW.CPTCM.COM

前　言

为适应全国中等中医药教育发展的需要，根据教育部和国家中医药管理局组织制订的中等中医药专业目录和各专业教学计划，在国家中医药管理局指导下，由全国中医药职业技术教育学会组织编写了全国中等中医药教育规划教材。本次编写出版的教材有《中医基础学》《中药学》《方剂学》《人体解剖生理学》《药理学》《诊断学基础》《中医内科学》《外科学》《中医妇科学》《儿科学》《针灸学》《推拿学》《针灸推拿学》《中医伤科学》《内科学》《中医基础护理学》《内科护理学》《外科护理学》《妇科护理学》《儿科护理学》《常见急症处理》《中医学概要》《卫生防疫概论》《常用护理技术》等中医类专业主干课程教材共24门。

本次教材是在国家中医药管理局 1988 年统一组织编写出版的中等中医药教材基础上重新编写的全国中等中医药教育规划教材。进入 21 世纪，我国职业教育有较大的发展，人才培养模式、教学内容和课程体系的改革不断深入。为适应新形势的需要，本套教材编写出版遵循了坚持以市场为导向，岗位需要为前提，综合职业能力为基础，强化专业目标，淡化学科意识，突出职业教育特点等基本编写原则，根据中等中医药人才培养目标的要求，在教材编写形式和内容方面都有了较大的改进，在教材编写的组织管理、质量评价和出版发行上亦体现了改革意识，引入了竞争机制。为了保证本套教材的质量，国家中医药管理局科技教育司和全国中医药职业技术教育学会多次召开有关教材编写出版的会议，认真学习了教育部《关于制定中等职业学校教学计划的原则意见》等文件，制定下发了《中等中医药教育教材建设的指导性原则》《中等中医药专业教材编写基本原则》《中等中医药教育教材建设管理暂行办法》和《中等中医药教材出版基本原则意见》等相关文件，成立了各专业教材编审委员会和教材建设办公室，加强了对教材编写出版的组织与管理，力求提高本套教材质量，更好地为中等中医药教育和中医药人才培养服务。

鉴于本次教材编写从组织管理、运行机制到编写要求与内容都进行了较大改革，因此，存在不足之处在所难免，希望中等中医药教育战线的教育工作者和广大读者在使用过程中，提出宝贵意见，以利再版修订时日臻完善。

全国中医药职业技术教育学会

2002 年 4 月 27 日

编　写　说　明

本教材是国家中医药管理局科技教育司和全国中医药职业技术教育学会共同组织编写的，供全国中医药中等教育中医医疗、中西医结合、针灸推拿、中医骨伤等医疗类专业使用。各专业可根据教学大纲对本课程的不同要求选用。

本书按照国家中医药管理局科技教育司组织制订的教学计划编写，其指导思想是：以培养学生良好的职业素质为核心，以培养具备医、药、护、防等综合知识和能力的复合型人才为目标，以培养学生的创新精神和实践能力为重点，从而提高其业务水平，以适应改革开放及进入 WTO 后城乡医疗卫生事业对中等中医药卫生技术人才的需求。

本书共分十五章，讲述了护理学的概论，护理学的形成与发展，学习常用护理技术的意义、内容与方法。为加强本书的适用性，着重阐述了医学生所必须掌握的常用护理技术的基础理论、基本知识和基本技能。本书根据专业特点，注重理论联系实际，强化操作技术，以便医学生今后在基层诊所、社区医疗活动中更好地为患者服务。

本书的绪论、药物过敏试验法及静脉输液与输血法由长春中医学院附属卫生学校吕淑琴编写，生命体征观察及测量法、无菌技术基本操作、隔离技术、注射法由长春中医学院附属卫生学校吕静编写，卧位及护理、膀胱置管技术、灌肠治疗技术、置胃管技术、吸入治疗技术、排痰治疗技术、患者的清洁护理、冷热应用技术由广东省新兴中药学校唐少兰编写。全书最后由吕淑琴修改定稿，重庆市万县中医药学校向承美审定。长春中医学院附属卫生学校姚新为本书绘制了插图。

本书虽经集体讨论、共同审订，但鉴于为中医药类专业编写常用护理技术教材尚属首次，同时限于编者的水平和能力，书中谬误之处在所难免，恳请各学校广大师生和读者在使用过程中多提宝贵意见，以便教材质量能不断提高。

编　者

2002 年 3 月

目 录

第一章　绪　论

护理学是生命科学中一门以自然科学、人文社会科学为基础的研究维护、增进、恢复人类健康为目标的综合性应用科学。它与医学、药学、营养学等共同形成了整个医学领域，并与心理学、社会学及人文科学关系密切，构成其自身独立的理论、知识和技术。护理学包括临床护理（基础护理、专科护理）、护理管理、护理教育、护理科研、社区保健护理等内容，随着社会的发展，科学的进步，人民生活水平的提高，及人民群众对健康需求的增加，护理学不断发展，其范围和内涵也随之延伸。常用护理技术是基础护理的重要内容，亦是医学科学中的重要组成部分，是每一位医务工作者必须掌握的最基本的操作技能。通过本课程的学习，要求医学生不仅能运用所学知识认识疾病，而且还能运用所掌握的护理治疗手段，及时准确地解除患者痛苦，治疗疾病，达到满足患者的基本诊疗护理需要及减轻其经济负担的目的。

第一节　护理学的形成与发展

护理是人类生存的需要。护理学的起源可追溯到原始社会。护理学的发展从内容及形成来看与人类文明进步息息相关。

自从有了人类就有生老病死，也就有了原始医护照顾的萌芽。早期护理意识起源于人们的生活实践。在原始社会，人类为了谋求生存，在与自然作斗争的过程中，积累了丰富的生产经验和生活经验，逐渐形成了原始的"自我保护"、"互助式"照顾。如人们出现消化不良腹部不适时，用手抚摸腹部可减轻疼痛，进而形成了原始的按摩疗法；火的使用结束了人类"茹毛饮血"的生活；采用伤口包扎、拔火罐、冷热水浇浸等方法以减轻痛苦，治疗疾病。当时的护理仅限于简单的生活照顾，并且带有浓厚的宗教色彩。

中医学有着悠久的历史，医、药、护不分，寓护理于医药之中，强调"三分治七分养"，养即为护理。《黄帝内经》是我国现存最早的医学经典著作，其中记载着疾病与饮食调节、精神因素、自然环境和气候变化的关系，如"肾病勿食盐"，并提出要"扶正祛邪"，即要加强自身防御，同时还提出"圣人不治已病治未病"的预防观点。东汉末年名医张仲景总结自己和前人的经验而著有《伤寒杂病论》，记载了猪胆汁灌肠术、人工呼吸和舌下给药法。三国时期外科鼻祖华佗在医治疾病的同时，创造出一套"五禽戏"，它是我国医疗、护理、体育三位一体的世界最早的健身保健方法和外科护理。晋代葛洪的《肘后方》中有筒吹导尿术的记载："小便不通，土瓜捣汁，入少水解之，筒吹入下部。"筒即是导尿工具。唐代杰出医药学家孙思邈改进了前人的筒吹导尿术，采用细葱管进行导尿。明清时期，瘟疫流行，胡正心提出用蒸气消毒法处理患者的衣物，用燃烧艾叶、喷洒雄黄酒等方法消毒空气和环境等。以上成就，为护理学的形成、发展奠定了一定的基础。

19世纪中叶，英国佛罗伦斯·南丁格尔开创了科学的护理专业，使护理学逐步走上了科学发展的轨道及正规的教育渠道。国际上称这个时期为"南丁格尔时代"，这是护理学发展的一个重要转折点，也是护理专业化的开始。自南丁格尔创建护理专业以来，护理学经历了从简单的清洁卫生护理到以疾病为中心的护理，逐渐发展到以患者为中心的阶段，再到以人的健康为中心的护理的发展历程。在这一过程中，由于生物学的兴起，生物医学模式替代了经验医学模式，并把医学科学纳入生物医学范畴。护理学从职业向专业发展，护理人才迅速成长，护理理论逐渐自成体系，并形成了独立学科。

随着科学技术的发展和社会文明的进步，人们发现，导致疾病的因素除生物因素外，还与社会及人的心理因素密切相关，人不仅是一个独立的生物体，还是构成家庭、社会及生物圈的生态系统（人是一个开放系统）的重要成分。为此，这种新的医学模式被称为生物－心理－社会医学模式。医学模式的转变带动了护理模式的转变，促使护理学的性质、任务及研究范畴有了新的内涵。护理的目标是帮助患者恢复健康和不断提高人们的健康水平，这就要求医护人员在工作中把人作为一个整体来看待。护理的任务已超出原有的对患者的护理，而扩展到从健康到疾病全过程的护理，护理工作场所已从医院走向社区、家庭，实施以人为中心的整体护理。

通过学习护理学的形成与发展，医学生应明确，医护工作虽然分工有所不同，但在防治疾病过程中，目标一致，需要密切协调配合，共同肩负起救死扶伤的神圣使命。

第二节　护理学的基本概念

由于社会的不断发展进步，人们对生存和生命的价值越来越重视，对健康及护理的要求也越来越高。这些发展与变化必将对护理工作提出新的更高更复杂的要求。护理学的概念亦在不断发展和完善。

一、护理

护理一词来源于拉丁文"Nursing"，原意为哺育小儿，它包含保护、养育、供给营养、保存精力、维持健康避免伤害等含义，现一般解释为照顾老、弱、病、残的工作方法。当今的护理已面向社会、面向群众，直接为人类健康服务。

1980年美国护士学会（ANA）揭示护理的定义为："护理是诊断与处理人类对现存的和潜在的健康问题的反应。"此定义说明护理以处于各种健康水平的人为研究对象。

我国著名护理专家王琇瑛认为："护理是保护人民健康、预防疾病、护理患者恢复健康的一门科学。"

二、护理学的任务和目标

（一）护理学的任务

护理学是将护理作为一门独立的学科进行研究的科学。护理学作为一门年轻的科学，以专业本身的知识体系及理论框架为基础，吸收其他学科如医学、社会学、心理学等方面的知识，构成了自己相对稳定的专业知识体系，具有其独特性与科学性。1978 年世界卫生组织（WHO）指出："护士作为护理专业工作者，其唯一的任务就是帮助患者恢复健康，帮助健康的人促进健康。"因此，护理学的基本任务是：

1. 建立有助于康复的物质和精神环境。
2. 着重用教授和示范的方法预防疾病。
3. 为个人、家庭和居民提供保健服务。

（二）护理学的目标

为实现世界卫生组织提出的"2000 年人人享有卫生保健"的目标，护理学总的目标，就是致力于保护全人类的健康。具体地说，不仅维护和促进个人高水平的健康，提高人的生命质量，更重要的是在尊重患者权利和要求的基础上，面向家庭，面向社区，最终提高整个人类社会的健康水平。

三、护理理论的四个基本概念

1. 人　人是护理的服务对象，是实施各种护理的中心。护理的服务对象可以是个人、家庭、社区、团体或整个社会，可以是健康的人，也可以是患病的人。

2. 健康　世界卫生组织（WHO）于 1948 年宣布健康的定义是："健康，不仅是没有躯体疾病，还要有完整的生理、心理状态和良好的社会适应能力。"揭示人的健康包括躯体无缺陷，生理、心理功能正常，有正常的人际交往能力和良好的社会适应能力。健康是动态的，护士有责任维持并促进人类的健康。

3. 环境　环境是护理的场所及影响护理的因素，包括各种社会环境、物理环境及人文环境等。

4. 护理　人们对护理的认识随着医学模式的发展及社会所赋予护理的任务而不断变化，其定义是诊断与处理人类对现存的和潜在的健康问题的反应，其内容是护士对人们现存疾病的状态和潜在的健康问题进行评估，依据护理理论确定护理诊断，应用护理程序这一科学的护理方法为他们解决问题，并对效果进行评价。护理是科学和艺术相结合的活动，贯穿于人的整个生命过程。

第三节　学习常用护理技术的意义、内容与方法

医学生今后将担负乡村医疗卫生机构、城镇社区医疗机构的医疗、预防、保健、康复等一线救死扶伤工作。随着医学科学的不断发展及为实现世界卫生组织提出的"2000 年人人享有卫生保健"这一全球性的战略目标，医学生的工作内容与任务也随之扩大。为了适应乡村、城镇基层医疗卫生工作的实际需要，在中医医疗类等专业中开设《常用护理技

术》这门课程，使医学生通过该课程的学习获得防治疾病过程中所必需的护理基本理论、基本知识、基本技能，并为培养良好的职业道德和行为规范奠定基础。同时，通过掌握临床常用护理技术操作，可为抢救危重患者赢得时机，并促使患者保持和恢复健康。例如：失血患者急需氧气吸入、止血、扩容时，服毒患者急需洗胃时，只有及时、准确、迅速地采用护理技术，方能解除患者的痛苦和危险，提高抢救的成功率。

常用护理技术的内容包括：生命体征的观察与测量，无菌技术操作，注射与输液、输血法，吸入疗法，吸痰法，胃插管术，及冷热技术等等。通过各章节的学习，要求学生能够简述常用护理技术的基本概念，正确熟练地进行各项护理操作，操作中关心爱护患者，培养慎独的品格、严谨的工作作风和一丝不苟的工作态度。

常用护理技术是医学领域中实践性很强的学科，学生学习时，必须掌握理论知识，用理论指导实践。在教学过程中部分章节理论基础方面的知识可采取以自学为主的方法。技能的掌握靠刻苦练习来增强动手能力，以适应"实用型"人才培养目标的需要，使学生成为具有良好综合素质的中等中医医疗专门人才。

第二章 生命体征观察及测量法

生命体征是机体内在机能状况的外部表现，是体温、脉搏、呼吸和血压的总称。正常人生命体征波动范围相对稳定，变化很小，受性别、年龄、生理节奏、精神等因素的影响而表现出一定的个体差异。病理状态下，生命体征变化极其敏感，医护人员通过仔细认真地观察生命体征，可了解机体重要脏器的功能活动情况及疾病的发生、发展和转移，为预防、诊断、治疗疾病提供可靠依据。

第一节 体温的观察和测量

体温是指机体内部的温度。体温是相对恒定的，人体通过大脑和下丘脑体温调节中枢的调节和神经体液的作用，使产热和散热保持动态平衡。当体温调节中枢受到各种致热源侵袭时，体温均可发生变化。

一、正常体温的生理变化

（一）正常体温

体温的正常数值范围：口腔舌下温度为 36.3℃ ~ 37.2℃；直肠温度为 36.5℃ ~ 37.7℃；腋下温度为 36.0℃ ~ 37.0℃。

（二）生理性变化

体温可随年龄、性别、昼夜、运动和情绪等因素变化而出现生理性变化。但其变化范围常在正常范围内，一般不超过 0.5℃ ~ 1.0℃。

二、异常体温的病理变化及处理

（一）体温过高

体温过高又称发热，是指机体在各种原因作用下体温调节中枢出现功能障碍而使体温超出正常范围。临床发热的原因可分为两大类：感染性发热（细菌、病毒、寄生虫等感染引起）和非感染性发热（吸收热、中枢性发热等），以前者为多见。

1．**发热程度判断**　以口腔温度为标准，发热可划分为低热、中等热、高热和超高热。

低　　热：37.5℃～37.9℃。

中等热：38.0℃～38.9℃。

高　　热：39.0℃～40.9℃。

超高热：41.0℃以上。

2．**发热的过程及临床表现**　典型发热包括体温上升期、高热持续期和退热期三个阶段。

（1）体温上升期：此期特点为产热大于散热。患者主要表现有：畏寒，寒战，皮肤苍白，干燥无汗，疲乏不适。体温上升方式有骤升和渐升两种。常见于急性感染性疾病。

（2）高热持续期：此期特点为产热和散热在较高水平维持平衡。患者主要表现有：皮肤潮红、灼热，脉搏、呼吸加快，口唇皮肤干燥，头晕，头痛，食欲不振，全身不适，乏力等。持续时间因病情及治疗效果而异，数小时、数天、数周不等。

（3）退热期：此期特点为散热增加而产热趋于正常，体温恢复至正常调节水平。患者主要表现有：大量出汗，皮肤温度降低。退热方式有渐退和骤退两种。此时患者由于短时间内大量出汗以致体液丢失过多，易出现虚脱或休克现象。常见于大量应用退热剂后。

3．**伴随症状**　发热还常有一些伴随症状，如寒战，淋巴结、肝脾肿大，出血现象，关节肿痛，结膜充血，意识障碍等。

4．**热型**　具有一定特征的体温曲线称热型。某些发热性疾病具有独特的热型，认真观察有助于对疾病的诊断。应注意的是，目前由于抗生素、解热药及肾上腺皮质激素的广泛使用（包括不恰当的使用），可使热型变得不典型。常见的热型见图2－1。

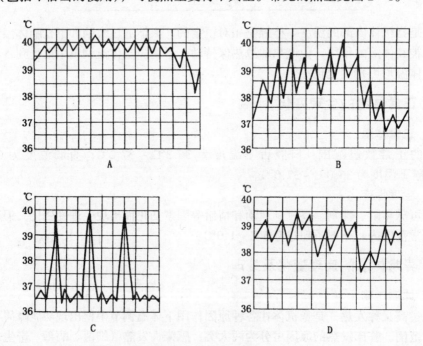

图2－1　常见热型

A．稽留热　B．弛张热　C．间歇热　D．不规则热

（1）稽留热：体温持续在 39.0℃ 以上，达数日或数周，昼夜波动不超过 1.0℃。常见于急性感染，如伤寒、肺炎球菌肺炎等。

（2）弛张热：体温持续高于正常水平，最高可达 39.0℃ 以上，昼夜温度差超过1.0℃ 甚至 2.0℃ ~ 3.0℃，但最低体温仍高于正常水平。常见于败血症、风湿热等。

（3）间歇热：高热和正常体温有规律地交替出现。间歇为数小时、1 ~ 2 天不等。常见于疟疾、回归热、成人肺结核等。

（4）不规则热：体温变化无规则，持续时间不定。常见于流行性感冒、肿瘤性发热等。

5. **高热患者的观察及处理**

（1）加强病情观察：高热患者应每 4 小时测量体温 1 次，待体温恢复正常 3 天后，改为每日 2 次。用退热药或物理降温 30 分钟后应测体温 1 次，并做好记录。测量的同时注意观察患者的面色、呼吸、脉搏、血压及心理状态的变化，并注意发热类型、程度及经过。对体温的变化给予合理的解释，以缓解患者的焦虑情绪。

（2）降低体温：可采用药物降温或物理降温的方法。如应用冷毛巾、冰袋、化学致冷袋敷头部和大血管处，也可采用全身温水擦浴、酒精擦浴等方式，达到降温目的。

（3）补充营养和水分：给予营养丰富且易消化的流质或半流质饮食，嘱患者少食多餐。鼓励患者多饮水，以每日 2500 ~ 3000ml 为宜。必要时按医嘱静脉补充液体。

（4）卧床休息：高热者绝对卧床休息，注意休养环境的安静及空气流通，室温适宜。

（5）保持清洁和舒适：加强口腔护理，应在晨起、餐后、睡前协助患者漱口，保持口腔清洁；体温下降时，应及时擦干汗液，更换潮湿的衣服和床单，防止受凉，保持皮肤清洁干燥；根据发热不同时期的临床表现调整室温，增减衣被，如寒战时注意保暖，高热持续期及下降期则适当减少衣服以利散热。

（6）安全护理：高热患者常有躁动、谵妄等，应注意防止舌咬伤及坠床等，必要时加床挡、约束带固定患者。

（7）心理护理：根据发热的不同阶段，耐心回答患者提出的问题，做好心理护理。

（二）体温过低

体温在 35.0℃ 以下称为体温过低。多因体温调节中枢尚未发育成熟或末梢循环不良，对外界环境温度变化不能自行调节所致。常见于早产儿和全身衰竭的危重患者。也可见于机体长期暴露在低温环境中、低温麻醉、药物中毒等情况。

1. **分期** 体温过低一般分为轻度、中度、重度和致死温度四个阶段。

轻　　度：32.0℃ ~ 35.0℃。

中　　度：30.0℃ ~ 32.0℃。

重　　度：< 30.0℃，瞳孔散大，对光反射消失。

致死温度：23.0℃ ~ 25.0℃。

2. **症状** 体温过低的表现有：发抖，皮肤苍白冰冷，躁动不安或嗜睡，意识混乱，血压下降，心率、呼吸频率减慢，晚期可出现昏迷。

3. **处理**

（1）持续体温监测直至体温恢复稳定，注意血压、脉搏、呼吸的变化。

（2）加盖衣被，给予热水袋、电热毯等保暖措施，调节室温在 24.0℃ ~ 26.0℃。

（3）提供热饮，静脉输注温暖的溶液等。

（4）加强心理护理。

三、体温测量方法

（一）体温测量方法

1. 用物　体温测量盘中一般备有体温计、消毒液纱布、弯盘（内垫纱布）、记录本、笔、表等。

2. 操作步骤　操作前根据拟测患者数量及病情准备相应数量和种类的体温计（已消毒）。检查有无破损及汞柱是否在35.0℃以下。携用物至床旁，向患者及家属解释以取得合作，根据病情选择测温的方法，并置患者于合适的体位。

（1）口腔测量法：嘱患者张口抬舌，将口表汞端斜放于舌下舌系带旁，指导患者闭嘴用鼻呼吸，嘱患者勿用牙咬体温计。3分钟后取出，用消毒液纱布擦净，检视记录，置于弯盘中。

（2）腋下测量法：先轻轻擦干患者腋下，将体温计汞端置于腋窝深处并紧贴皮肤，嘱患者屈肘过胸夹紧体温计，不能合作者医护人员应协助其夹紧上臂。10分钟后取出并检视记录，置于弯盘中。

（3）直肠测量法：患者取侧卧、俯卧或屈膝仰卧位，暴露臀部。用20%肥皂液或油剂润滑肛表汞端后轻轻插入肛门3~4cm，并用手扶持肛表另一端。3分钟后取出，用消毒液纱布擦净肛表。另用卫生纸为患者擦净肛门，整理衣被，协助患者取舒适体位。检视记录，置于弯盘中。

3. 注意事项

（1）为婴幼儿或精神异常、昏迷、口鼻腔疾患、手术、呼吸困难及不能合作者测体温时，医护人员应守候在旁，防止发生意外，并不宜采用口腔测温。进食、饮水或面部冷敷、热敷后应间隔30分钟方可测量口温。

（2）患者不慎咬碎体温计时，应嘱患者不要惊慌，立即清除玻璃碎屑，以免伤及唇、舌、口腔、食管和胃肠道的粘膜，再口服蛋清或牛奶以延缓汞的吸收，若病情允许，可服用粗纤维食物，如韭菜、芹菜等，以加速汞的排出。

（3）直肠或肛门手术、腹泻、心肌梗死的患者不宜直肠测温。坐浴或灌肠后应间隔30分钟方可测直肠温度。

（4）如发现体温与病情不符，应在病床旁监测，必要时测量肛温、口温对照复查。

（5）禁忌将体温计放在热水或沸水中煮，以免爆裂。

（二）体温计的清洁消毒和检查法

1. 清洁消毒体温计

（1）口表、腋表先浸泡于消毒液中（1%消毒灵、20%碘伏、70%乙醇、1%过氧乙酸），30分钟后取出，用手（用腕部力量，勿碰及他物）或用离心机将汞柱甩至35.0℃以下，再放入另一消毒液容器中浸泡30分钟，取出，以冷开水冲洗干净，再用无菌纱布擦干，存放于清洁有盖容器内备用。

（2）肛表用消毒液纱布擦干，再按上法另行消毒存放。

2. 检查体温计　应定期对体温计进行检查以保证其准确性。将全部体温计的汞柱甩至 35.0℃以下，同时放入已测好的 40.0℃温水中，3 分钟后取出检视，凡误差在 0.2℃以上或玻璃管有裂痕的体温计不能再使用。

（三）体温曲线绘制

体温记录符号是：口温"●"，腋温"×"，肛温"⊙"或"○"。均用蓝钢笔绘制，相邻两次符号之间用蓝线相连。物理或药物降温 30 分钟后所测温度绘在降温前符号的同一纵格内，用红圈表示，并以红虚线与降温前温度相连，下次的体温符号仍与降温前的体温符号用蓝线相连。

（四）健康教育

1. 向患者解释体温异常的原因、临床表现及所采取的治疗措施和护理措施的作用。
2. 指导患者正确使用体温计。
3. 教会患者自我监测体温的方法及异常体温的一般家庭护理方法。

第二节　脉搏的观察和测量

随着心脏有规律地收缩与舒张，动脉血管内的压力和容积发生周期性的变化，使动脉管壁产生有节律的搏动且于浅表动脉可触及，称为动脉脉搏，简称脉搏。

一、正常脉搏的生理性变化

（一）脉率

脉率是每分钟脉搏搏动的次数。正常成人的脉率在安静状态下为 60～100 次/分，可随性别、年龄、活动和情绪等因素而变化。

（二）脉律

脉律是指脉搏的节律性。正常脉律是心脏跳动均匀规则，间隔时间相等。

（三）脉搏的强弱

脉搏的强弱是触诊时血液流经血管的一种感觉，其强弱取决于动脉的充盈程度和脉压的大小。正常情况下每搏强弱相同。

（四）动脉壁的情况

正常的动脉壁光滑柔软，且有一定弹性。

二、异常脉搏的病理变化及处理

（一）脉率异常

1. 速脉（心动过速）　即成人脉率超过 100 次/分。常见于发热、甲状腺机能亢进、心力衰竭、大出血等。

2. 缓脉（心动过缓）　即成人脉率低于 60 次/分。常见于颅内压增高、房室传导阻滞、甲状腺机能低下等。

（二）节律异常

1. 间歇脉　在一系列正常均匀的脉搏中出现一次提前而较弱的脉搏，其后有一较正常延长的间歇（即代偿性间歇），称为间歇脉，亦称过早搏动。如每隔一个或两个正常搏动后出现一次过早搏动，前者称二联律，后者称三联律，常见于各种器质性心脏病。正常人在过度疲劳或情绪激动、体位改变时也可偶见间歇脉。

2．绌脉（脉搏短绌）　即在同一单位时间内脉率少于心率。触诊脉搏细数，极不规律；听诊时心律完全不规则，心率快慢不一，心音强弱不等。常见于心房纤颤等。

（三）强弱异常

1．洪脉　触诊脉搏洪大有力。常见于高热、甲状腺机能亢进等。

2．丝脉　脉搏细弱无力，扪之如细丝。常见于大出血、休克、全身衰竭等。

3．交替脉　指一种节律正常而强弱交替出现的脉搏。常见于高血压心脏病、冠状动脉粥样硬化性心脏病等。

4．水冲脉　脉搏骤起骤降，急促而有力。常见于主动脉瓣关闭不全、甲状腺机能亢进等。

5．奇脉　指吸气时脉搏明显减弱或消失。常见于心包积液和缩窄性心包炎，是心包填塞的重要体征之一。

（四）动脉管壁弹性异常

动脉壁变硬，失去弹性，呈条索状、迂曲状，甚至有结节。常见于动脉硬化等。

三、脉搏测量方法

（一）测量部位

凡浅表靠近骨骼的大动脉均可用于诊脉。常选择桡动脉，其次为颞动脉、颈动脉等。

（二）用物

有秒针的表、记录本、笔。

（三）步骤（以桡动脉为例）

1．核对，向患者解释以取得合作。询问是否有剧烈活动，观察情绪反应等。如剧烈活动后应休息 20 分钟再测。

2．患者取坐位或卧位（以患者舒适为宜），手臂置于身体一侧，腕部伸展，掌心向下。

3．测量者将示指、中指、无名指的指端放在患者桡动脉处，压力大小以能触及脉搏跳动为宜。一般测 30 秒钟，以测得数值乘以 2 即为脉率。有异常脉搏者、婴幼儿、危重患者应测 1 分钟。当脉搏细弱难以触及时，可用听诊器测心率 1 分钟。

4．对于绌脉患者，应由 2 名测量者同时进行测量，一人听心率，另一人测脉搏。由听心率者发出"开始"、"停"口令，计时 1 分钟。记录方法以分数式表示：心率/脉率/时间。

（四）注意事项

1．勿用拇指诊脉，因拇指小动脉搏动较强，易与患者的脉搏相混淆。

2．测量前 20 分钟及测量中患者应保持处于安静状态，因脉搏受生理、心理、精神因素影响较大。

3．为偏瘫患者诊脉，应选择健侧肢体。

（五）脉搏曲线绘制

脉搏符号为"●"，心率符号为"○"，用红笔绘制，相邻符号之间用红线相连。绌脉脉率和心率之间的空白处用平行红线填满。如遇体温和脉搏位于同一点，则先绘制蓝色体温符号，外画红圈以表示脉搏。

（六）健康教育

1. 向患者解释测量脉搏的意义及环境安静、情绪稳定的重要性。

2. 教会患者或家属测量脉搏的方法，如手法、部位、异常表现、测量时间等，如发现异常，及时报告医护人员。

第三节　呼吸的观察和测量

呼吸是指机体在新陈代谢过程中，持续排出二氧化碳、吸取氧气的过程，即机体与环境之间的气体交换过程。呼吸是最基本的生命活动。

一、正常呼吸的生理性变化

正常成人安静状态下呼吸频率为 16～20 次/分。呼吸运动节律均匀无声且不费力。呼吸与脉搏频率的比例为 1:4。女性以胸式呼吸为主，男性及儿童以腹式呼吸为主。呼吸的频率和深浅度受性别、年龄、运动、情绪、环境等因素影响。

二、异常呼吸的病理变化

（一）频率异常

1. 呼吸增快　成人呼吸频率超过 24 次/分即为呼吸增快，也称气促。常见于发热（发热时，体温每增高 1℃，呼吸频率增加 3～4 次/分）、疼痛或缺氧等情况。

2. 呼吸减慢　成人呼吸频率低于 10 次/分。常见于呼吸中枢受抑制的情况。

（二）深浅度异常

1. 深度呼吸　又称库斯莫呼吸。表现为深而大的规则呼吸。常见于代谢性酸中毒。

2. 浮浅呼吸　表现为浅表而不规则的呼吸，有时呈叹息样。常见于呼吸肌麻痹、胸部疾病，也可见于濒死患者。

（三）节律异常

1. 潮式呼吸　又称陈－施氏呼吸。呼吸由浅慢逐渐加深加快，达到高潮后又逐渐变浅慢，然后呼吸暂停 5～10 秒之后，又开始重复以上周期性变化，似潮水起伏样，故称潮式呼吸。它是一种周期性的呼吸异常，周期为 30～120 秒。常见于中枢神经系统疾病。

2. 间断呼吸　又称比奥呼吸。表现为呼吸与呼吸暂停现象交替出现，即有规律地呼吸几次后，突然停止呼吸，间隔一个短时间后又开始有规律地呼吸，如此周而复始。这是一种比潮式呼吸更严重的表现，预后不良，常在临终前发生。

（四）声音异常

1. 蝉鸣样呼吸　特点是吸气时产生一种高音调的似蝉鸣样的音响。常见于喉头水肿、痉挛或有异物的情况。

2. 鼾声呼吸　特点是呼气时发出粗大的鼾声。常见于深昏迷患者。

（五）呼吸困难

是由于气体交换不足、机体缺氧所致的呼吸频率、节律和深浅度的异常。患者自觉空气不足，胸闷，呼吸费力，客观上表现为烦躁、张口耸肩、紫绀、鼻翼煽动、辅助肌帮助呼吸等体征。

附 呼吸困难分三种类型：

1. 吸气性呼吸困难：特点是吸气时间延长，吸气困难费力，并可出现三凹征，常伴有蝉鸣音。多因上呼吸道部分阻塞所致，常见于气管阻塞、气管异物、喉头水肿等。

2. 呼气性呼吸困难：特点是呼气时间延长，呼气困难费力，并常伴有哮鸣音。多因下呼吸道部分梗阻所致，常见于阻塞性肺气肿、哮喘发作等。

3. 混合性呼吸困难：特点是吸气、呼气均感困难费力，呼吸浅快。多因广泛性肺部病变致呼吸面积减少所致。常见于重症肺部感染、广泛性肺纤维化、大片肺不张等。

（六）形式异常

1. 胸式呼吸加强、腹式呼吸减弱 常见于腹水、妊娠后期、腹腔巨大肿瘤等。
2. 腹式呼吸加强、胸式呼吸减弱 常见于胸部或肺部疾病等。

三、异常呼吸的处理

根据异常呼吸的产生原因及程度，可采取以下相应措施：

1. 半卧位，吸氧。
2. 协助患者翻身，做有效咳嗽，叩击排痰，体位引流等，以便清除呼吸道分泌物。
3. 湿化吸入的空气，如超声雾化吸入等。
4. 器械吸痰，药物治疗。

四、呼吸测量方法

（一）用物
有秒针的表、笔、记录本。

（二）步骤及呼吸曲线绘制

1. 步骤 测量呼吸应在诊脉后，于患者不知觉的自然状态下进行。护士保持诊脉姿势，眼观患者胸腹的自然起伏，一起一伏为一次呼吸，同时观察呼吸的节律和深浅度。一般测30秒所得数值乘以2即为每分钟呼吸频率。有异常呼吸者应测1分钟。呼吸微弱的危重患者可用少许棉花纤维置于患者鼻孔前，观察棉花随呼吸摆动的次数，计时1分钟。

2. 呼吸曲线绘制 呼吸符号为"○"，用蓝钢笔绘制，相邻符号之间用蓝线相连。

第四节 血压的观察和测量

血压是血管内流动的血液对血管壁的侧压力。如无特别注明，均指动脉血压。当心室收缩时，血液射入主动脉，动脉血压达到的最高值称为收缩压；心室舒张末期，动脉管壁弹性回缩，动脉血压下降至最低值，称为舒张压。收缩压和舒张压之差称为脉压差。

血压值的规定：血压高于大气压的数值为血压数值。其计量单位目前采用国际通用的千帕（kPa）。千帕与毫米汞柱（mmHg）的换算公式是：

$$1kPa \times 7.5 = 1mmHg$$
$$1mmHg \times 0.13 = 1kPa$$

一、正常血压的范围

正常成人安静状态下的血压范围是：
收缩压：12.0～18.6kPa（90～140mmHg）。
舒张压：8.0～12.0kPa（60～90mmHg）。
脉压差：4.0～5.3kPa（30～40mmHg）。

二、异常血压的观察

（一）高血压
1999年2月世界卫生组织规定：收缩压≥21.3kPa（160mmHg）和/或舒张压≥12.7kPa（95mmHg）为高血压。

（二）临界高血压
血压值介于正常血压和高血压之间称"临界高血压"。其收缩压为18.8～21.2kPa（141～159mmHg），或舒张压为12.1～12.5kPa（91～94mmHg）。

（三）低血压
收缩压＜12.0kPa（90mmHg），舒张压＜8.0kPa（60mmHg）。常见于大量失血、休克、心肌梗死等。

（四）脉压差变化
脉压差增大常见于主动脉瓣关闭不全、动脉硬化、甲状腺机能亢进等；脉压差减少常见于心包积液、缩窄性心包炎、休克等。

三、血压测量方法

（一）血压计
血压计是用于间接测量动脉血压的仪器，主要有水银血压计、弹簧表式血压计和电子血压计三种。

（二）测量方法（以测量上肢血压为例）
1. 用物　血压计、听诊器、记录本、笔。
2. 操作步骤
（1）操作前准备：备齐用物并保证性能良好。核对确认患者，做好解释以取得合作，如有运动、情绪激动等情况应嘱患者休息15分钟再测量。
（2）患者准备：安静状态下，取坐位或仰卧位，卷袖露出一侧上臂，袖口太紧影响血流时应脱袖，肘部伸直稍外展。被测手臂位置应与右心房同一水平，即坐位时肱动脉平第4肋，仰卧位时肱动脉平腋中线。
（3）测血压：打开血压计，垂直放平稳，开启汞槽开关，将袖带平整地缠绕包裹于上臂中部，袖带下缘距肘窝2～3cm（图2-2），松紧以能放入一指为宜。戴好听诊器，先触及肱动脉搏动，再将听诊器头置于肱动脉处并稍加压固定（图2-3）。关闭气门，注气至肱动脉搏动音消失，再升高 2.6～4kPa（20～30mmHg），打开空气调节阀，缓慢放气，注意水银柱刻度和肱动脉声音的变化。听到第一声搏动音时水银柱所指的刻度即为收缩压。此后搏动音逐渐增强，当声音突然减弱或消失，此时水银柱所指的刻度为舒张压。

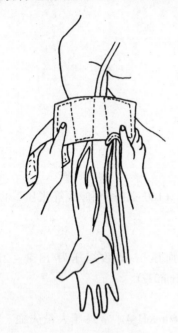

图 2-2 袖带与手臂位置

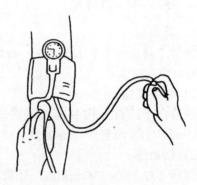

图 2-3 听诊器胸件位置

（4）整理：排尽袖带内余气，放入盒内，关闭气门，将血压计盒盖右倾 45°，使水银回流槽内，关闭汞槽开关，盖紧盒盖，平稳放置。整理患者及床单位，清理用物，归还原处。

（5）记录：血压以分数式记录，即收缩压/舒张压，如 17.2/8.1kPa。

（三）注意事项

1. 测量前，血压计应完好无损，水银充足并保持在"0"点。

2. 对需要密切观察血压者应做到四定：定时间、定部位、定体位、定血压计。

3. 对偏瘫、一侧肢体外伤或手术患者测血压应选择健肢。

4. 袖带宽窄、松紧符合要求，袖带太窄或过松，可使测得的血压值偏高；袖带太宽或过紧，可使测得的血压值偏低。

5. 如需重复测量，应将袖带内空气驱尽，使汞柱降至"0"点，稍待片刻再行测量。

（四）健康教育

1. 解释测量过程中保持安静、不挪动被测肢体位置的原因。

2. 解释避免衣袖口过紧的原因。

3. 在不违反保护性治疗原则的前提下，可告之患者测量结果，并向患者解释情绪、饮食、活动、气候、药物等因素对血压的影响。

4. 教会患者和家属测量血压的方法，以便于自我监测和保健。

第三章 无菌技术
基本操作

无菌技术是预防医院内感染的一项重要基础操作技术。医护人员必须时刻保持无菌观念，任何一个环节都不能违反操作规程，以确保患者安全，避免医源性感染给患者带来不应有的痛苦和危险。

第一节 无菌技术的概念和操作原则

一、无菌技术的概念

无菌技术：是指医疗护理操作过程中，防止一切微生物侵入人体或传播给他人，并防止无菌物品及无菌区域被污染的操作技术。

无菌物品：是指灭菌处理后未被污染的物品，如手术器械、注射器等。

无菌区域：是指灭菌处理后未被污染的区域。

二、无菌技术操作原则

（一）无菌物品保管

1. 无菌物品和有菌物品应分别放置。

2. 无菌物品必须存放在无菌容器或无菌包内，无菌包外应注明物品名称、灭菌日期，物品按消毒日期有顺序地安放。

3. 定期检查无菌物品保存情况，无菌包在未被污染的情况下，保存期一般以 7 天为宜，过期或包布受潮均应重新灭菌。

（二）操作前准备

1. 环境要求清洁、宽敞。无菌操作前 30 分钟停止清扫地面及更换床单等工作，减少人群走动，以降低室内空气中的尘埃。

2. 操作者剪短指甲，洗手，衣帽整齐，戴口罩。帽子须遮住头发，口罩须盖住口鼻。必要时穿无菌衣，戴无菌手套。

（三）操作中保持无菌

1. 操作时，工作人员首先应明确无菌区和有菌区，身体应与无菌区保持一定距离，不可面对无菌区讲话、咳嗽、打喷嚏。

2. 取放无菌物品时，工作人员应面向无菌区，用无菌持物钳取无菌物品，手臂应保持在腰或治疗台面以上，不可跨越无菌区。无菌物品一经取出，即使未使用，也不可再放回无菌容器内。一套无菌物品仅供一位患者使用，防止交叉感染。

3. 怀疑无菌物品被污染或已被污染的，不可再用，应予以更换并重新灭菌。

第二节　无菌技术基本操作方法

一、无菌持物钳的类别和使用方法

无菌持物钳是用来夹取和传递无菌物品的器械。临床常用的无菌持物钳有镊子、卵圆钳、三叉钳三种。镊子适用于夹取缝针、棉球等较小物品；卵圆钳适用于夹取剪、镊、弯盘等，不能夹取较重物品；三叉钳适用于夹取盆、罐等较重的物品，不能夹取细小物品。

无菌持物钳的使用方法是：

1. 无菌持物钳浸泡在盛有消毒液（底部垫有无菌纱布）的大口有盖容器内，每个容器只能放置一把持物钳，容器深度与钳长度的比例合适，液面以浸没钳轴节以上 2～3cm 或镊子的 1/2 长为宜（图 3－1）。

2. 容器及无菌持物钳至少每周消毒 1 次。使用次数较多的部门，如门诊换药室、注射室等，应每日清洁灭菌，同时更换消毒液。也可将无菌持物钳盛放在干燥无菌缸中保存于无菌包内，在集中治疗前开包并应 4～8 小时更换 1 次。

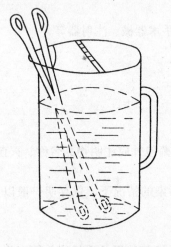

图 3－1　无菌持物钳浸泡
在消毒液中

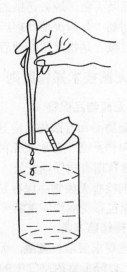

图 3－2　无菌持物钳取放法

3. 取放无菌持物钳时，不可在容器盖孔中取放，应将盖打开，钳端闭合，垂直取放，不可触及容器口缘及液面以上的容器内壁（图 3－2）。使用无菌持物钳时保持钳端向下，不可倒转向上，以免消毒液流至钳柄后再流下而污染无菌部分（图 3－3）。用后立即放回容器中，松开轴节，尽量减少在空气中暴露的时间。如需取远处物品，应连同容器一起搬移，就地使用。

4．不能用无菌持物钳夹取油纱及给患者直接换药。

二、无菌容器的使用方法

用于盛放无菌物品的容器称为无菌容器。临床常用的有无菌盒、无菌缸、无菌盘及无菌贮槽等。

无菌容器的使用方法是：

1．手持无菌容器时，应托住容器底部，手指不能触及容器边缘及内面（图3-4）。

2．取无菌容器内物品时，打开无菌容器，将盖内面向上置于稳妥处或拿在手中（盖内面向下）（图3-5），取出物品。

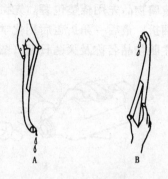

图3-3　持无菌钳法
A．正确　B．错误

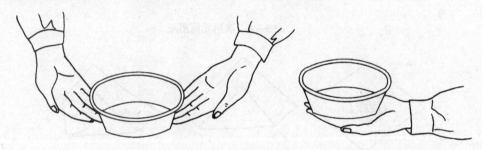

图3-4　手持无菌容器

三、取用无菌溶液法

1．擦净瓶口周围，核对瓶签上的药名、剂量、浓度和有效期，检查瓶口有无松动及药液有无混浊、变质等，确定质量合格后，方可使用。

2．打开无菌溶液瓶盖，用0.5%碘伏消毒瓶塞，用双手拇指将橡胶塞边缘翻起，再用示指和中指把橡胶塞拉出（图3-6A）。

3．将无菌溶液瓶贴有标签的一面握于掌中，先倒出少许溶液冲洗瓶口，再由原处倒出溶液至无菌容器

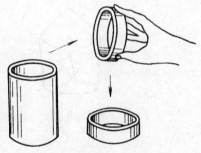

图3-5　打开无菌容器

内（图3-6B）。倒后立即将瓶塞盖好，记录开瓶日期和时间。已打开过的溶液可保存24小时。

4．不可将任何物品伸入无菌溶液瓶内蘸取无菌溶液或接触瓶口倒液，也不可将已经倒出的液体再倒回瓶内，以免污染瓶内液体。

四、无菌包使用法

（一）包扎法

无菌包布采用质厚、致密、未脱脂的双层棉布制成。将需灭菌的物品放在包布中央，

玻璃物品先用棉垫包裹。先将包布的一角盖住物品，然后左右两角先后盖上并将角尖向外翻折，最后一角折盖后用化学指示胶带粘贴、封包，或用带子"十"字形扎妥。外附标签注明物品名称及灭菌日期（图3-7）。

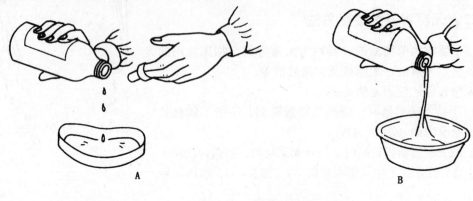

图3-6　取用无菌溶液

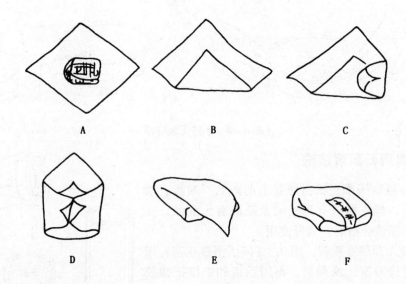

图3-7　无菌包包扎法

（二）开包法

1. 核对无菌包名称及灭菌日期，查看化学指示胶带颜色改变情况。

2. 将无菌包平放在清洁、干燥的操作台面上，撕开粘贴胶带或解开系带，卷放在包布边下。

3. 用手指先依次揭开包布外角、左右角外面，最后揭开内角。注意手不可触及包布内面。若是双层包裹的无菌包，则内层无菌巾需用无菌持物钳打开。

4. 用无菌持物钳取出所需物品，放于已准备好的无菌区内。如包内用物未用完，则需再按原折痕重新包好，注明开包日期及时间，24小时内可再使用。如包内物品被污染或包布已受潮，则须重新灭菌。

5. 如一次将包内物品全部取出，也可将包托在手上，另一手抓住包布四角，将包内物品稳妥放置于无菌区内（图 3 – 8）。

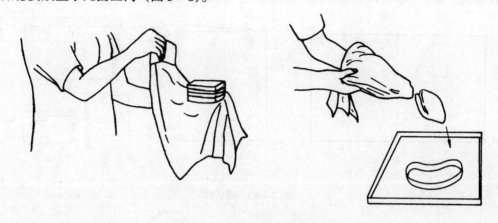

图 3 – 8　无菌物品放入无菌区域内

五、铺无菌盘法

无菌盘是将无菌巾铺在清洁干燥的治疗盘内，形成一无菌区，用于放置无菌物品，以供治疗护理之用。铺好的无菌盘有效期不超过 4 小时。

（一）无菌治疗巾折叠法

1.纵折法　将治疗巾先纵折 2 次，再横折 2 次，单层开口边向外（图 3 – 9）。

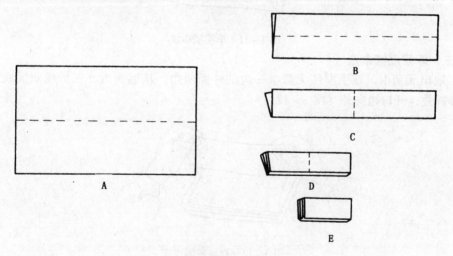

图 3 – 9　纵折法

2.横折法　将治疗巾横折后再纵折，再重复 1 次（图 3 – 10）。

（二）单层铺巾法

1.按无菌操作打开无菌包，取一块无菌巾放于治疗盘内。

2.双手捏住无菌巾一边外面两角，轻轻抖开，从远向近，双折铺于治疗盘上，上面一层向远端呈扇形三折，开口边向外（图 3 – 11）。

3.放入无菌物品后，手捏外面拉平扇形折叠层，盖于物品上，上下层边缘对齐，将开口处向上翻折 2 次，两侧边缘向下翻折 1 次，以保持无菌。

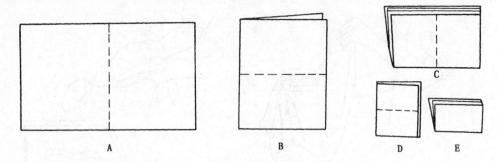

图 3-10 横折法

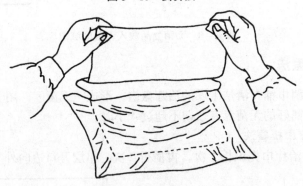

图 3-11 单层铺巾法

（三）双层底铺巾法

1. 取出无菌巾，双手捏住无菌巾一边的外面两角，从远到近，三折成双层底，上层呈扇形折叠，开口边向外（图 3-12）。

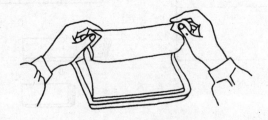

图 3-12 双层底铺巾法

2. 放入无菌物品后，拉平扇形折叠层，盖于物品上。

六、戴无菌手套法

（一）戴无菌手套

1. 洗净、擦干双手。如为施行手术，则需洗刷、消毒手和前臂。核对无菌手套袋外的号码、消毒标记及灭菌日期。

2. 将手套袋平放于清洁干燥桌面上打开，取出滑石粉包，涂擦双手。

3．一手掀起口袋开口处外层，另一手捏住手套翻折部分（手套内面）取出手套，对准五指戴上。同法掀起另一袋口，已戴无菌手套的四指插入另一手套的翻边内面（手套外面）取出手套，同法将手套戴好（图3－13）。

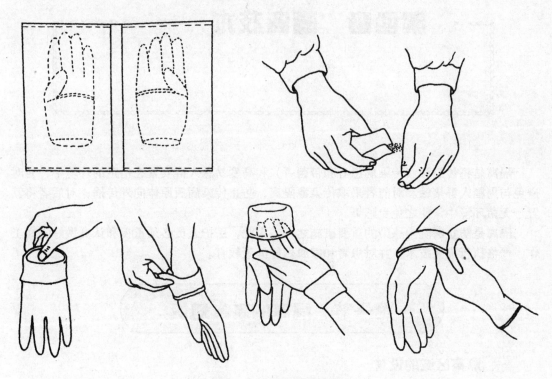

图 3－13　戴无菌手套法

4．双手调整手套位置，然后将手套的翻边扣套在工作衣袖外面。

戴手套时应注意未戴手套的手不可触及手套的外面，已戴手套的手不可触及未戴手套的手或另一手套的内面及有菌物品。发现手套有破洞应立即更换。

（二）脱手套

用戴手套的手捏住另一手套腕部外面翻转脱下，已脱下手套的手指插入另一手套内将其翻转脱下。将手套浸没在消毒液内，然后洗手。

第四章　隔离技术

　　隔离是将传染源（传染病患者和带菌者）和高度易感人群安置在指定的环境中，暂时避免与周围人群接触。对前者采取传染源隔离，防止传染病病原体向外传播；对后者将其置于无菌环境中，使之免受感染。

　　隔离是防止医院内感染的重要措施之一，因此，医护人员必须重视和认真做好隔离工作，严格执行隔离技术，并对患者和家属做好健康教育。

第一节　隔离的基本知识

一、隔离区域的设置

（一）隔离区域

　　传染病院或隔离单位的位置应与市区或普通病区有一定距离，远离水源、食堂和其他公共场所。传染病病区要有多个出入口，使工作人员和患者分道进出。隔离区域入口处应设有工作人员更衣、换鞋的过渡区，并备有足量的隔离衣、口罩、帽子和手套等必需品。

　　隔离单位的划分：

　　1.以患者为单位　一个患者有单独的环境与用具，与其他患者进行隔离。

　　2.以病种为单位　同种传染病患者住在同一病室，但应与其他病种患者隔离。凡未确诊、重危、性传播疾病中的乙类传染病患者，应住单独隔离室。

（二）工作区的划分

　　传染病区内根据是否与患者接触分为清洁区、半污染区和污染区。

　　1.清洁区　凡未被病原体污染、未与传染病患者直接接触的区域，如医护办公室、治疗室、值班室、库房等工作人员使用的场所。

　　2.半污染区　凡有可能被病原体污染的区域，如走廊、出院处等。

　　3.污染区　凡患者直接或间接接触的区域，如病房、患者盥洗室等。

二、隔离消毒原则

（一）一般消毒隔离

1. 病室门口应悬挂隔离标志，门口放消毒液浸湿的脚垫，门外设立柜或壁橱（挂隔离衣），备避污纸、消毒泡手用具、门外刷手池等相应隔离措施。

2. 工作人员进入隔离室做治疗护理前，须备齐用物（不易消毒的物品放入塑料袋内避污），周密计划，集中治疗护理，以减少穿脱隔离衣和刷手的次数。进入隔离室应按规定穿隔离衣，戴口罩、帽子，且只能在规定范围内活动。

3. 一切操作应严格遵守隔离规程。接触患者或污染物品后必须消毒双手。

4. 医疗器械及医疗用品被污染后应按规定消毒。患者的衣物、用物等均需严格消毒后方能带出隔离区域；患者的排泄物、分泌物、呕吐物及各种引流液按规定消毒后方可排入公共下水道。需送出病区处理的物品，置于有明显标志的污物袋中。

5. 病室每日空气消毒，并用消毒液擦拭室内物品，如床、桌、椅等。

6. 严格执行陪伴和探视制度。必要时，应对患者及陪伴、探视者做好健康教育工作。

7. 经医生开出医嘱后，方可解除隔离。

（二）终末消毒处理

终末消毒是对出院、转科或死亡患者及其用物、所住病室用物和医疗器械进行消毒处理。

1. 患者的终末消毒 患者转科、出院前及解除隔离后，应洗澡，换清洁衣服。个人用品须消毒后方能带出。患者死亡，用消毒液进行尸体护理，填塞口、鼻、耳、阴道、肛门等孔道的棉花需浸透消毒液，用一次性尸单包裹尸体，送至太平间。

2. 病室单位的终末处理 关闭病室门窗，打开床旁桌，摊开棉被，竖起床垫，用消毒液熏蒸，熏蒸后开窗通风。

传染病污染物品的消毒法详见表4-1。

表4-1　　　　　　　　　　　　传染病污染物品消毒法

物品类别	消毒方法
体温计	20%碘伏、1%过氧乙酸浸泡30分钟
血压计、听诊器等	甲醛熏蒸，环氧乙烷气体消毒，消毒剂擦拭
医疗用玻璃、搪瓷、金属、橡胶物品	高压蒸气灭菌，消毒剂浸泡，煮沸消毒
布类、衣服	煮沸，高压蒸气灭菌，消毒剂浸泡
被褥、枕芯等床上用品	环氧乙烷气体消毒或日光曝晒6小时以上
餐具、口杯	煮沸消毒，消毒剂浸泡，微波消毒
书报、票证等纸制品	甲醛熏蒸，环氧乙烷气体消毒
排泄物、分泌物	漂白粉消毒
剩余食物	煮沸30分钟后倒掉
垃圾	焚烧

三、隔离种类与措施

（一）严密隔离

严密隔离是为了预防烈性传染病如霍乱、鼠疫等而设计的隔离，以防止病原体经飞沫、分泌物或排泄物直接或间接传染给他人。隔离的主要措施有：

1. 住单人病房，门外挂有明显标记。室内用具力求简单耐消毒。通向走廊的门窗应关闭。患者禁止走出病室。禁止探视。

2. 凡进入病室者，隔离消毒措施要特别严格，必须穿隔离衣、隔离鞋，戴口罩、帽子，必要时戴手套。接触患者或污染物后应消毒手。

3. 患者的分泌物、呕吐物和排泄物应严格消毒处理，废弃物应装袋焚烧。

4. 病室每日用消毒液喷雾消毒1次，或用紫外线进行空气消毒。

（二）一般隔离

1. **接触隔离** 凡病原微生物经体表或患部排出（如伤口分泌物等），由于直接或间接接触皮肤或粘膜破损处引起的传染病，如破伤风、气性坏疽、铜绿假单胞菌感染等，必须施行接触隔离。隔离的主要措施有：

（1）住单独病室，勿接触他人。

（2）密切接触患者时须穿隔离衣，工作人员的手或皮肤有破损者应避免做伤口换药或护理操作，必要时应戴橡胶手套。

（3）凡患者接触过的一切物品，均应先灭菌，然后再清洗，消毒灭菌。污染敷料应装袋标记后焚烧处理。

2. **呼吸道隔离** 呼吸道隔离是为了预防通过空气中飞沫传播的感染性疾病，如流感、肺结核、流脑、百日咳等。隔离的主要措施有：

（1）患同种疾病的患者可住一室，有条件的医院应安排此种患者远离其他病区。病室通向走廊的门窗应关闭，患者离开病房需戴口罩。

（2）工作人员进入病室应戴口罩，必要时穿隔离衣。

（3）病室内每日用紫外线或用过氧乙酸喷雾进行空气消毒1次。患者的口鼻分泌物需经消毒处理后才可丢弃。

3. **肠道隔离** 肠道隔离的目的是阻断粪－口传播途径，适用于通过间接或直接接触感染性粪便而传播的疾病，如伤寒、细菌性痢疾、甲肝等。隔离的主要措施有：

（1）不同病种最好能分室居住，如同居一室，必须做好床边隔离，每一病床应加隔离标记。劝告患者相互间勿传递任何物品，如书报、食物等。

（2）每位患者应有自己专用的食具和便器（消毒后方可给他人使用），排泄物、呕吐物、吃剩的食物及被粪便污染的物品均应消毒后才能倒掉。

（3）医护人员接触患者时，须按病种分别穿隔离衣，并消毒双手。接触污物时应戴手套。

（4）室内保持无蝇、无蟑螂、无鼠。

4. **血液、体液隔离** 主要是防止直接或间接接触传染性血液和/或体液而传播的传染性疾病，如病毒性肝炎、艾滋病、梅毒、淋病等。隔离的主要措施有：

（1）同种病原体感染患者可居一室，但要做好床边隔离。必要时住单人病室。

（2）接触血液、体液时应戴手套、口罩，可能污染工作服时应穿隔离衣。被患者血液、体液污染处应立即消毒处理。探视者也应采取相应的隔离措施。

（3）被血液、体液污染的敷料等应装袋标记后送消毒或焚烧。

（4）医护人员应注意自我保护，防止注射针头等利器刺伤皮肤。患者用过的针头应放在防水、防刺破并有标记的容器内，直接送焚烧处理。

5. 昆虫隔离　凡以昆虫（蚊、虱、螨等）为媒介而传播的疾病，如流行性乙型脑炎、流行性出血热、疟疾、斑疹伤寒、回归热等须执行昆虫隔离。隔离的主要措施有：

（1）流行性乙型脑炎及疟疾患者病室内应有严密的防蚊设施，并定期施行有效灭蚊措施。

（2）斑疹伤寒及回归热患者入院必须彻底清洗、更衣、灭虱。

（3）流行性出血热患者入院须沐浴更衣，并将其衣物煮沸或高压消毒灭螨。患者的被服须勤晒。病房严密防鼠。

（三）保护性隔离

适用于免疫力特别低下者或易感者，如大面积烧伤患者、早产儿、血液病患者、脏器移植患者、免疫缺陷患者等。隔离的主要措施有：

1. 患者住专用的单间隔离病室。

2. 凡进入病室内的医护人员须先清洗双手，戴帽子、口罩、手套，穿隔离鞋、隔离衣（外面接触患者为清洁面，内面为污染面）。

3. 凡患呼吸道疾病者或咽部带菌者（包括工作人员）均应避免接触患者。

4. 未经消毒处理的物件不可进入隔离区，探视者应采取相应措施。

5. 病室空气、地面及一切用品均应严格消毒。

第二节　隔离技术操作方法

一、口罩使用法

口罩有纱布口罩（用 6~8 层纱布缝制）及一次性口罩两种。

（一）目的

保护患者和工作人员，防止互相传染，防止飞沫污染无菌物品或清洁食物等。

（二）操作方法

1. 洗手后戴口罩，口罩要遮住口鼻。不可用已污染的手接触口罩。系带方法可视情况而定。

2. 口罩使用后应立即取下，不能挂在胸前。洗手后，双手取下口罩，将污染面向内折叠，放入胸前小口袋或存放在小塑料袋内，手不可接触污染面。

（三）注意事项

1. 一般情况下，纱布口罩使用 4~8 小时应更换，口罩潮湿及每次接触严密隔离的传染病患者后应立即更换。

2. 使用一次性口罩不超过 4 小时，用毕丢入污物桶。

二、手的消毒

接触传染病患者或污染物后，即使操作时戴手套，操作后也应及时洗手。如未带手套则应洗手、刷手并消毒。

（一）目的

可避免感染和交叉感染，避免污染无菌物品或清洁物品。

（二）操作方法

1. 刷手法　适用于接触感染源后的双手消毒。

（1）用物：10%肥皂水，已消毒的手刷，清洁干燥的小毛巾或避污纸，无洗手池设备的应备消毒液和清水各1盆。

（2）步骤：①清水冲湿前臂及手，取手刷蘸肥皂水自上而下依次刷洗前臂、腕部、手背、手掌、指蹼及指甲，范围应超过被污染的部位。每只手刷半分钟后用流水冲净泡沫，使污水从前臂流向指尖，同法刷另一只手。反复2次，共刷2分钟。②用小毛巾自上而下擦干双手，也可用烘干机吹干。③将双手浸泡在消毒液中，用小毛巾反复擦洗2分钟，再用清水冲洗。

（3）注意事项：①刷洗时身体勿靠近水池，以免隔离衣污染水池或水溅到身上，注意勿使水流入衣袖内。②流水洗手时，腕部要低于肘部，使污水从前臂流向指尖。③操作中应保持水龙头不被污染。④消毒液应浸没肘部及肘部以下，擦洗时间要足够。

2. 卫生洗手法　适用于各种操作前后的清洗双手。取皂液或肥皂，按刷手法的顺序，以环行动作搓揉以产生泡沫，注意指甲下面、指蹼及关节背面，搓揉时间至少10～15秒，冲洗及擦干方法同刷手法。

三、穿脱隔离衣

（一）目的

保护患者不受交叉感染，也保护工作人员不被感染。

（二）操作方法

1. 穿隔离衣（图4-1）

（1）衣帽整齐，戴好口罩，取下手表，卷袖过肘（冬季卷过前臂中部即可）。备齐用物。

（2）手持衣领取下隔离衣（衣领及隔离衣内面为清洁面），使清洁面面向自己，将衣领的两端向外折齐，对齐肩缝，露出袖笼内口。

（3）一手持衣领，另一手伸入袖内，举起手臂将衣袖抖上使手露出。换手持衣领，同法穿另一袖。

（4）两手持衣领，由前向后理顺领边，将领扣扣好，放下手臂，扣好袖扣（此时双手已被污染）。

（5）解开腰带活结，自一侧顺带下约5cm处将隔离衣后身向前拉，见到衣边侧捏住，同法将另一边捏住（注意手不可触及隔离衣内面），双手在背后将边缘对齐，一齐向一边折叠，以一手按住折叠处，另一手将腰带拉至背后，压住折叠处，将腰带在背后交叉，回到前面打一活结。

2. 脱隔离衣（图4-2）

（1）解开腰带在前面打一活结。

（2）解开袖口及肩部的扣子，在肘部将部分袖子塞入工作服袖下，使两手露出来。

（3）刷手消毒后，沿领边向后解开领扣，一手伸入另一侧衣袖内，拉下衣袖过手（遮住手），再用衣袖遮住的手拉住另一衣袖的外面将袖子拉下，两手在袖内使袖子对齐，双

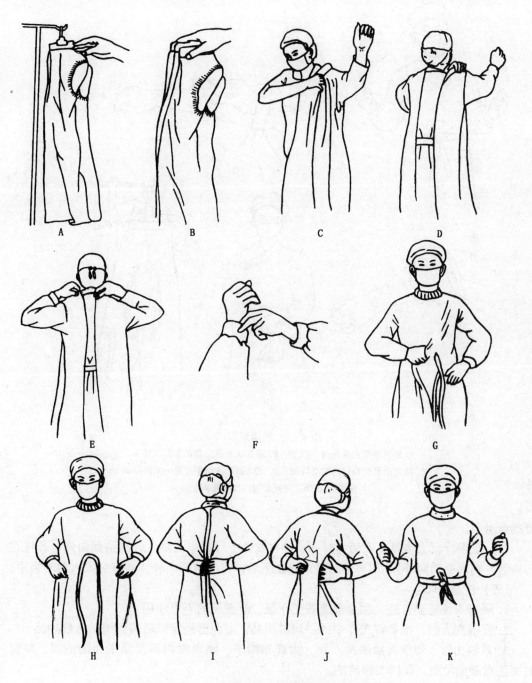

图 4-1 穿隔离衣

A.取隔离衣　B.清洁面朝自己　C.穿上衣袖　D.穿上另一袖　E.系领扣
F.系袖扣　G.将一侧衣边捏至前面　H.同法捏另一面　I.将两侧衣边对齐
J.向一侧折叠　K.扎起腰带

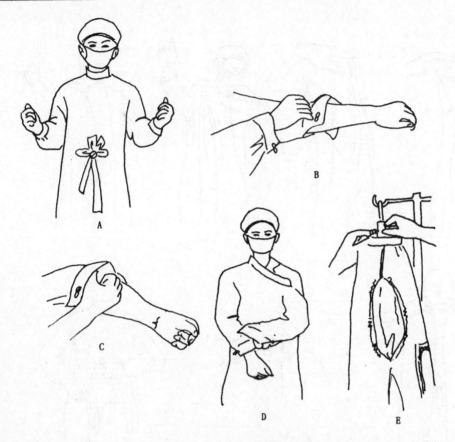

图 4 - 2 脱隔离衣

A. 松开腰带在前面打一活节   B. 将衣袖上拉，塞在上臂衣袖下
C. 用清洁手拉袖口内的清洁面   D. 用衣袖遮住的手拉另一袖污染面
E. 提起衣领，对齐衣边，挂在衣钩上

臂逐渐退出。

（4）双手持领，将隔离衣两边对齐，挂在衣钩上（在半污染区，清洁面向外；若挂在污染区，则污染面向外）。不再穿的隔离衣脱下后，将清洁面向外，卷好后投入污衣袋中。

（三）注意事项

1. 隔离衣长短要合适，须全部遮盖工作服，有破洞的不可使用。

2. 穿隔离衣前，准备好工作中的一切需用品，避免已经穿好后再到清洁区取物品。

3. 系领扣时，勿使衣袖触及衣领、面部和帽子。隔离衣内面及领子为清洁面，穿脱时要注意避免污染，保持衣领清洁。

4. 穿好隔离衣后，双臂保持在腰部以上，只能在规定的区域内进行活动。

5. 刷手时勿弄湿隔离衣，隔离衣也不能污染水池。

6. 隔离衣应每天更换，如有潮湿或污染时，应立即更换。

四、避污纸的使用

避污纸即清洁纸片。隔离病室门口应备避污纸，病室内备污物桶。

(一) 目的

做简单隔离操作时保持双手或物品不被污染，以省略消毒手续。

(二) 使用方法

要从页面抓取，不可掀页撕取，以保持清洁。避污纸用后弃在污物桶内，定时焚烧。

第五章　注射法

注射法是将无菌药液注入体内，达到预防和治疗疾病的目的。常用的注射法有皮内注射、皮下注射、肌内注射和静脉注射。

第一节　注射的基本知识

各种注射法之间有某些共同的特点，因而在给药时，需遵循其共同的基本知识及基本原则。

一、注射原则

（一）严格遵守无菌操作原则

1. 注射前必须衣帽整齐，洗手，戴口罩。

2. 严格消毒注射部位。用2%碘酊棉签，以注射点为中心，由内向外呈螺旋形涂擦，直径大于5cm。碘酊干后，用70%乙醇以同样手法脱碘，其脱碘范围应大于碘酊面积。乙醇干后方可注射。

（二）严格执行查对制度

1. 做好"三查"、"七对"、"一注意"。

2. 仔细检查药液有无变质、沉淀或混浊，药瓶是否有裂痕，药物是否已过有效期，如发现则不能应用。

3. 需同时混合注射数种药物时应注意配伍禁忌。

（三）选择合适的注射器和针头

根据药液量、粘稠度和刺激性选择注射器和针头。

1. 注射器应完好，无裂缝，无漏气。

2. 针头应型号合适，锐利，无钩，无锈，无弯曲。

3. 注射器与针头衔接必须紧密。

4. 一次性注射器的包装应密封，时间在有效期范围内。

（四）选择合适的注射部位

防止损伤神经和血管，不能在有炎症、硬结、瘢痕或患皮肤病的部位进针。

（五）注射的药液应临时抽取

药液应现配现用，按规定时间临时抽取，以防药物效价降低或被污染。

（六）排空气

注射前应排尽注射器内的空气，以防空气进入血管形成空气栓子。在排气时应防止浪费药液。

（七）抽回血

进针后注射药液前，应抽动活塞，检查有无回血。静脉注射必须见有回血方可注入药液；皮下注射、肌内注射如发现有回血，应退回针头，重新进针，不可将药液注入血管内。

（八）熟练掌握无痛注射技术

1. 解除患者的思想顾虑，分散其注意力，并取得合作。患者取合适体位，使肌肉放松，以便进针。

2. 注射时做到"两快一慢"（进针、拔针快，推药速度匀慢）。

3. 注射刺激性强的药物，针头宜粗长，且进针要深，否则易造成硬结和疼痛。

4. 需同时注射多种药物时，应先注射刺激性弱的药物，后注射刺激性较强的药物。

二、注射用物

（一）注射盘

1. 无菌持物钳　浸于消毒液瓶内。

2. 皮肤消毒液　2%碘酊和70%乙醇，或0.5%碘伏。

3. 其他用物　砂轮、棉签、弯盘、乙醇棉球，静脉注射时外加止血带和塑料小枕。

（二）注射器

目前注射器有玻璃和塑料两种制品，塑料制品为一次性使用。

1. 构造　由空筒和活塞两部分组成。

2. 规格　1ml、2ml、5ml、10ml、20ml、30ml、50ml、100ml 共8种。

（三）针头

1. 构造　针尖、针梗、针栓。

2. 型号　4号、4.5号、5号、5.5号、6号、6.5号、7号、8号、9号数种。

（四）药物

常用的药物有溶液、油剂、结晶、粉末、混悬液等多种剂型。

三、药液抽取方法

（一）自安瓿内吸取药液法

1. 严格查对。

2. 消毒及折断安瓿。将安瓿尖端的药液弹至体部，用乙醇棉球消毒颈部及砂轮后，用砂轮在颈部划一锯痕，重新消毒，拭去细屑，折断安瓿（安瓿颈部若有蓝色标记，将棉球按住颈部，折断安瓿）。

3. 抽吸药液。将针头斜面向下放入安瓿内的液面下，抽动活塞，进行吸药（图5-1、图5-2）。吸药时不得用手握住活塞，只能持活塞柄。

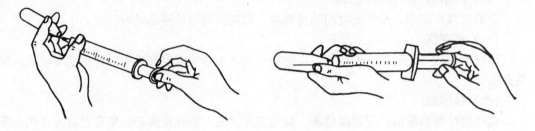

图 5-1　自小安瓿内吸取药液法　　　图 5-2　自大安瓿内吸取药液法

4.排空气。针头垂直向上，轻拉活塞，使针头中的药液流入注射器内，并使气泡聚集在乳头偏向一侧。驱气时应使乳头朝上倾斜，使气泡聚集于乳头根部后排除气泡。排气毕，将安瓿套在针头上，再次查对后放于无菌巾内备用。

（二）自密封瓶内吸取药液法

1.严格查对。

2.去铝盖，消毒。除去铝盖的中心部位，用2%碘酊和70%的乙醇消毒瓶塞（如抽吸青霉素皮试液时，则禁用碘酊消毒瓶塞），待干。

3.抽吸药液。将针头插入瓶塞内，往瓶内注入与所需药液等量的空气，以避免形成负压。侧转药瓶及注射器，使针头在液面以下，吸取药液至所需刻度，再以食指固定针栓拔出针头（图5-3）。

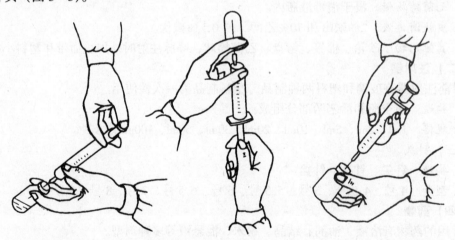

图 5-3　自密封瓶内吸取药液法

4.排除注射器内空气，再次查对。

（三）吸取结晶、粉剂或油剂注射剂法

用无菌生理盐水或注射用水（某些药物有专用溶媒）将结晶或粉剂溶解，待充分溶解后吸取溶液。如为混悬液，应先摇匀后再吸药。油剂可以先加温（药液易被破坏者除外）或两手对搓药瓶后再抽吸。油剂及混悬液使用时应选用稍粗的针头。

第二节　各种注射法

一、皮内注射法（ID）

是将小剂量药液注射于表皮和真皮之间的方法。

（一）目的

1. 用于各种药物过敏试验。

2. 预防接种。

3. 局部麻醉的先驱步骤。

（二）部位

1. 皮肤试验取前臂掌侧下段，该处皮肤较薄，易于注射，且此处肤色较淡，如有局部反应易于辨认。

2. 预防接种常选用三角肌下缘部位注射。

3. 用于麻醉先驱步骤时，在需要麻醉的局部皮肤内注一皮丘，然后进行局部麻醉。

（三）操作方法

1. **用物**　注射盘内加无菌 1ml 注射器和 4~5 号针头，按医嘱备药液。

2. **步骤**

（1）备齐用物携至患者床前，核对，向患者解释以取得合作。做皮试前，应详细询问患者有无过敏史。

（2）抽药，排尽空气。

（3）选择前臂掌侧（或三角肌下缘），用 70% 乙醇棉签消毒皮肤，待干。

（4）左手绷紧前臂内侧皮肤，右手持注射器，针头斜面向上，与皮肤成 5°夹角刺入皮内（图 5-4），待针头斜面进入皮内后，放平注射器，左手拇指固定针栓，右手注入药液 0.1ml。注入的药量要准确，使局部形成一圆形隆起的皮丘。

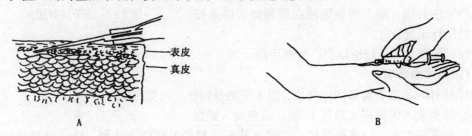

表皮
真皮

A　　　　　　　　　　　　　　　　　B

图 5-4　皮内注射法

（5）注射毕，迅速拔出针头，切勿按揉。

（6）整理患者，清理用物。

（7）按时观察反应。如需做对照试验，须用另一注射器和针头，在另一前臂相同部位注入 0.1ml 无菌生理盐水，20 分钟后，对照观察反应。

（四）注意事项

1. 若患者对需要注射的药物有过敏史，则不能做皮试。

2. 忌用碘酊消毒，以免影响局部反应的观察，且易与碘过敏反应相混淆。

二、皮下注射法（H）

是将小剂量药液注入皮下组织的方法。

（一）目的

1. 需迅速达到药效及不能或不宜经口服给药时采用。

2. 局部供药，如局部麻醉用药。

3. 预防接种，如各种菌苗、疫苗的接种。

（二）部位

上臂三角肌下缘，上臂外侧，腹部、后背、大腿外侧（图5-5）。

（三）操作方法

1. 用物　注射盘内加1ml、2ml注射器和5.5号、6号针头，按医嘱准备药物。

2. 步骤

（1）备齐用物携至患者床前，核对，向患者解释以取得合作。

（2）抽吸药液，排尽空气，备用。

（3）选择合适的注射部位，用2%碘酊和70%乙醇（或0.5%碘伏）进行皮肤消毒，待干。

（4）左手绷紧局部皮肤，右手持注射器，食指固定针栓，针头斜面向上，与皮肤成30°～40°夹角，过瘦者可捏起注射部位皮肤，迅速刺入针头的2/3（图5-6），松开左手，固定针栓，抽吸无回血即可推注药液。

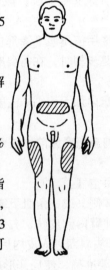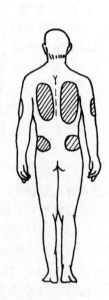

图5-5　皮下注射部位

（5）注射毕，用干棉签轻放在针刺处，快速拔针后轻压针眼处。

（6）安置患者于舒适体位，清理用物。

（四）注意事项

1. 持针时，右手食指固定针栓，但不可触及针梗，以免污染。

2. 针头刺入角度不宜超过45°角，以免刺入肌层。

3. 经常注射者，应更换部位，要建立轮流交替注射部位的计划，以达到最佳的药物吸收效果。

4. 注射少于1ml的药液时，必须用1ml注射器，以保证注入药物剂量的准确性。

5. 有刺激性的药物及油剂不宜皮下注射。

三、肌内注射法（IM或im）

是将药液注入肌肉组织的方法。

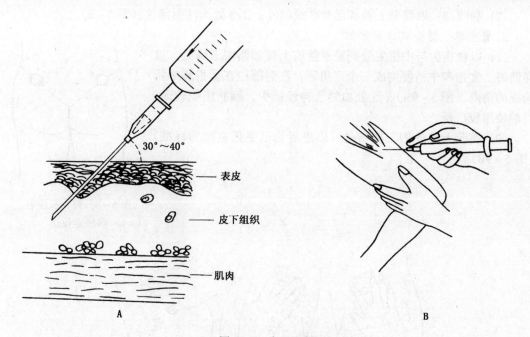

图5-6 皮下注射法

A.进针角度　　　　　B.注射方法

（一）目的

1.使用需要迅速发挥药效且不能口服的药物。

2.注射刺激性较强或药量较大的药物。

3.使用不宜或不能静脉注射的药物，且要求比皮下注射更迅速发生疗效。

（二）部位

应选择肌肉较厚，离大神经、大血管较远的部位。臀大肌最常用，其次为臀中肌、臀小肌、股外侧肌及上臂三角肌。

1.**臀大肌注射部位**　臀大肌起自髂后上棘和尾骨尖之间的部位，肌纤维平行斜向外下方至股骨上部。注射时应避免损伤坐骨神经。定位有两种方法：

（1）"十"字法：以臀裂顶点向左或向右引一水平线，再以髂嵴最高点引一垂直平分线，将臀部分为四个象限，其外上象限并避开内角为注射区（图5-7）。

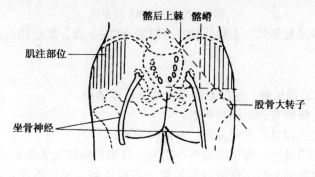

图5-7 臀大肌注射"十"字定位法

（2）联线法：取髂前上棘和尾骨联线的外上 1/3 处为注射部位（图 5 - 8）。

2. 臀中肌、臀小肌注射部位

（1）以食指尖与中指尖分别置于髂前上棘和髂嵴下缘处，这样髂嵴、食指和中指便构成一个三角区，注射部位在食指和中指构成的角内（图 5 - 9A）。此处血管、神经极少，脂肪组织较薄，目前使用较广泛。

（2）髂前上棘外侧三横指处（以患者自己手指宽度为标准）（图 5 - 9B）。

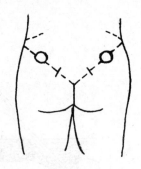

图 5 - 8　臀大肌注射
联线定位法

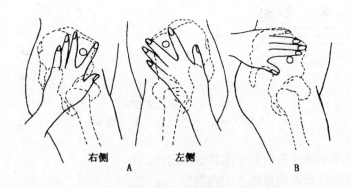

右侧　　　　左侧
A　　　　　　　　　B

图 5 - 9　臀中肌、臀小肌注射定位法

3. 股外侧肌注射部位　大腿中段外侧，位于膝上 10cm，髋关节下 10cm，约 7.5cm 宽（图 5 - 10）。此区大血管、神经干很少通过，可注射的范围较广，适用于多次注射者。

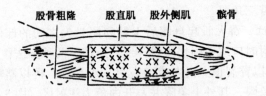

股骨粗隆　　股直肌　　股外侧肌　　髌骨

图 5 - 10　股外侧肌注射区

4. 上臂三角肌注射部位　上臂外侧，自肩峰下 2~3 指。此处肌肉少，只可作小剂量注射。

（三）体位

为使注射部位肌肉松弛，应注意使患者处于舒适体位。

1. 侧卧位　上腿伸直，下腿稍弯曲。

2. 俯卧位　足尖相对，足跟分开，头偏向一侧。

3. 仰卧位　使药液注入臀中肌或臀小肌内，常用于病情危重及不能翻身的患者。

4. 坐位　可供臀部注射，也可以在上臂三角肌注射。如作臀部注射时坐位要稍高一些，并使注射部位肌肉放松。

(四）操作方法

1．用物　注射盘内加 2ml 或 5ml 注射器，针头 6～7 号（根据药液性质和粘稠度而定）。

2．步骤

（1）备齐用物携至患者床前，核对，向患者解释以取得合作。

（2）吸取药液，排尽空气，备用。

（3）选择适当部位，用2%碘酊和70%乙醇（或0.5%碘伏）消毒皮肤，待干。

（4）用左手拇指和食指绷紧皮肤，右手持针，如握笔姿势，以中指固定针栓，针头与注射部位呈直角，快速刺入肌肉内。一般进针 2.5～3cm（针头的2/3，消瘦者及病儿酌减），切勿将针梗全部刺入，以防针梗从衔接处折断。

（5）松开左手，抽动活塞，如无回血，固定针头，注入药物（图5-11）。注射毕，以干棉签按压进针处，同时快速拔针。

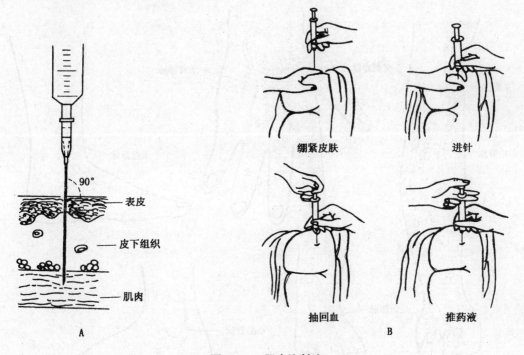

图 5-11　肌内注射法
A.进针角度　　　B.注射方法

（6）帮助患者处于舒适体位，清理用物。

(五）注意事项

1．需长期行肌内注射时，注射部位应交替更换，并用细长针头，以避免和减少硬结发生。

2．需要两种药液同时注射时，应注意配伍禁忌。

3．2岁以下婴幼儿不宜选用臀大肌注射，应选用臀中肌、臀小肌注射。

四、静脉注射法（IV 或 iv）

是自静脉注入药液的方法。

（一）目的

1. 药物不宜口服、皮下注射或肌内注射，但需要迅速发生药效者，可采用静脉注射法。

2. 注入药物进行某些诊断性检查，如为肝、肾、胆囊等做 X 线摄片。

3. 用于静脉营养治疗。

4. 输液或输血。

（二）部位

常用的有肘窝的贵要静脉、正中静脉、头静脉，和手背、足背、踝部等处的浅静脉（图 5 - 12）。

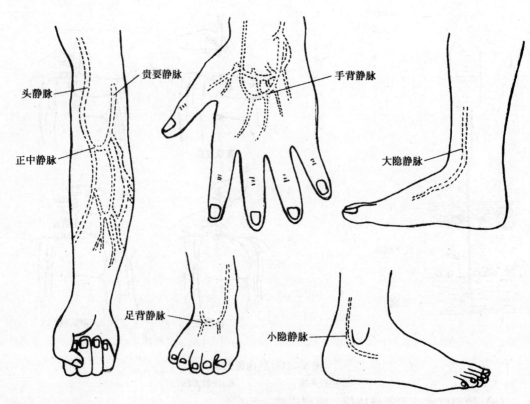

图 5 - 12　常用四肢浅静脉注射部位

（三）操作方法

1. **用物**　注射盘内加无菌注射器（根据药液量选用），针头为 6 ~ 7 号，或用头皮针，止血带，塑料小枕，及所需注射用药物。

2. **步骤**

（1）备齐用物携至患者床边，核对，向患者解释以取得合作。

（2）抽取药液，排尽空气，套上安瓿。

（3）根据药物和患者情况选择合适的静脉，用手指探明静脉方向及深浅，在穿刺部位下放置小枕和止血带。

（4）用2%碘酊消毒皮肤（或选用碘伏消毒），在穿刺部位上方约6cm处扎上止血带，止血带末端向上，再用70%乙醇脱碘，待干，嘱患者握拳以使静脉充盈。

（5）穿刺时，以左手拇指绷紧静脉下端皮肤，使其固定，右手持注射器，针尖斜面向上，针头与皮肤成20°夹角，自静脉上方或侧方刺入皮下（图5-13），再沿静脉方向潜行刺入，见回血，证明针头已入静脉，可再顺静脉进针少许，松开止血带，同时嘱患者松拳，固定针头，缓慢注入药液（图5-14）。（如为头皮针，则先用胶布将针头小翼固定好。）

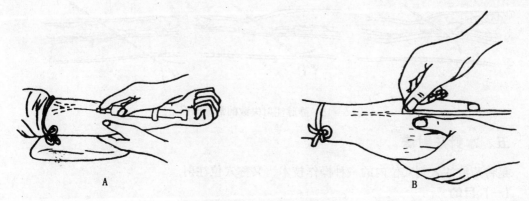

图5-13　静脉注射进针法

A.注射器进针法　　　B.头皮针进针法

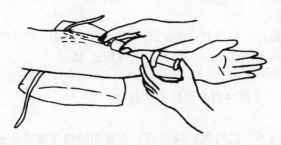

图5-14　静脉注射推注药液法

（6）注射毕，用无菌干棉签轻压穿刺点处，迅速拔针，再按压穿刺点片刻以制止局部渗血，不按揉针眼处。

（7）安置患者于舒适体位，清理用物。

（四）注意事项

1. 需长期静脉给药者，应有次序地先下后上、由远端到近端地选择血管进行注射。

2. 根据病情及药物性质，掌握注入药物的速度，某些药如硫酸镁、洋地黄类强心药物注射速度要缓慢而均匀，在注射过程中还要密切观察并评估患者对药物的反应。

3. 对组织有强烈刺激的药物，应另备抽有灭菌生理盐水的注射器和头皮针，注射时先做穿刺，并注入少量生理盐水，证实针头确实在血管内，再取下注射器（针头不动），调换为抽有药液的注射器进行注射，以防止药物外溢于组织内而发生坏死。

4.如注药过程中患者主诉疼痛或局部隆起，回抽不见回血，表明针头已滑出血管或穿透血管壁，应立即拔出针头，更换部位，另换无菌针头重新注射。

（五）静脉注射失败的常见原因（图5-15）

1.针头斜面一半在血管外，可有回血，但部分药液可溢出至皮下。

2.针头刺入较深，斜面一半穿破对侧血管壁，可有回血，但部分药液可溢出至深层组织。

3.针头刺入太深，穿破对侧血管壁，没有回血，如只推注少量药液，局部不一定隆起，药物可注入深部组织，患者有痛感。

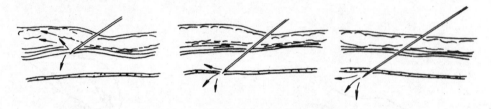

图5-15　静脉注射失败的常见原因

五、水针注射法

是将药液注入到穴位内的一种操作技术，又称穴位注射。

（一）目的

将药物的药理作用及针刺和药物对穴位的渗透刺激作用结合在一起，发挥综合效能，起到治疗疾病的作用。

（二）部位及药量

按医嘱选穴进行操作。每穴注射的药量一般为1~2ml，胸背部穴位为0.5~1ml，肌肉丰厚部位的穴位可注射10~20ml，腰臀部穴位可达25ml。

（三）操作方法

1.用物　注射盘、无菌注射器及针头、药物。

2.步骤

（1）衣帽整齐，洗手，戴口罩。核对后，备齐用物携至患者床旁，向患者解释以取得合作。

（2）协助患者取合理体位，暴露注射部位。注意保暖，必要时用屏风遮挡。

（3）确定穴位，测试患者局部皮肤感觉反应。常规皮肤消毒，吸取药液，排气。

（4）术者一手持注射器，另一手绷紧皮肤，针尖对准穴位迅速垂直刺入皮下，然后用针刺手法将针身刺入一定深度，并上下提插，得气后若回抽无回血，即将药液慢慢注入。如药液量较大，可在推入部分药液后，将针头稍微提起，再注入剩余药量。

（5）注药后，迅速拔针，用无菌干棉签轻按针眼处片刻。

（6）整理患者，清理用物并物归原处。

（四）注意事项

1.有毒副作用或刺激性较强的药物不宜使用。

2.凡能引起过敏反应的药物，应先做过敏试验，结果为阴性方可使用。

3.选穴、刺入手法、刺入深度要正确。药物不可注入血管内。患者有触电感觉时针体要向外拉出少许后再进行注射。

第三节 血标本采集法

要对疾病作出早期而正确的诊断,实验室检查是重要的检查方法之一。检查结果与标本采集和送检的准确与否有密切关系,如标本采集不当可直接影响检验结果的准确性,甚至延误疾病的诊断、治疗和抢救工作。

一、标本采集的原则

(一)按医嘱采集标本

1.医生填写检验申请单,目的要明确,字迹要清楚,申请人签全名。

2.采集各种标本均应按医嘱执行。

3.对检验申请单有疑问时,应该核实清楚后再执行。

4.根据检验目的选择适当的容器,容器外必须贴标签,标明科别、床号、姓名、性别、检验目的和送检日期。

(二)做好查对及解释工作

查对是保证标本收集无误的重要环节之一。采集前应认真核对医嘱申请项目,及患者姓名和床号,并向患者解释留检的目的和要求,使其消除顾虑,取得患者的信任和合作。

(三)保证标本的质量,及时送检

1.采集方法、采集量和采集时间要正确。

2.按时送检,不应放置过久,以免影响检查结果。

3.特殊标本需标明采集时间。

(四)正确采集

凡细菌培养标本,应放入无菌容器内,不可混入防腐剂、消毒剂及其他药物。采集时要严格执行无菌操作技术,并应在使用抗生素前采集。若已使用,应按抗生素的半衰期计算,在血药浓度最低时限采集标本,并应在检验单上注明。

二、静脉血标本采集法

(一)目的

1.*全血标本* 做血沉、血常规检查和测定血液中某些物质的含量(如血糖、尿素氮)。

2.*血清标本* 测定血清酶、脂类、电解质和肝功能等。

3.*血培养标本* 培养血液中的致病菌。

(二)操作方法

1.*用物* 注射盘内加5ml或10ml的一次性注射器、标本容器(干燥试管、抗凝剂或血培养瓶),按需要加酒精灯、火柴。

2．步骤

（1）查对医嘱，容器外贴好标签。

（2）衣帽整齐，洗手，戴口罩。携用物至患者床边，核对，向患者解释以取得合作。

（3）按静脉注射法将针头刺入静脉，见回血后抽取所需血量。

（4）松止血带，同时嘱患者松拳，用干棉签轻压穿刺点，迅速拔出针头，嘱患者按压穿刺点 1～2 分钟。

（5）将血液顺管壁缓缓注入已选择好的标本瓶。

（6）将患者安置于舒适体位，清理用物，归还原处。

（7）洗手，记录，送检。

（三）注意事项

1．抽取血标本做生化检查，应在空腹时进行，因此时血液中的各种化学成分处于相对恒定状态，检验结果比较准确。

2．根据不同的检验目的选择合适的标本容器。若同时需抽取不同种类的血标本时，量要足够，一般先注入血培养瓶，其次注入抗凝管，最后注入干燥试管，动作需准确迅速。一般血培养需采集血液 5ml，特殊情况下血量应适当增加。

3．采集血标本时，要防止污染。除严格执行无菌操作技术外，抽血前应检查培养基是否符合要求，瓶塞是否干燥，培养液量要合适。

4．勿在输液、输血的针头或皮管处抽取血标本，应在对侧肢体采集。

第六章 药物过敏试验法

药物可以治疗疾病，但过敏性体质的人在使用某些药物时，可引起不同程度的过敏反应，甚至发生过敏性休克，如不及时抢救，可危及生命。为防止过敏反应的发生，在使用高致敏性药物前，除详细询问患者的用药史、过敏史外，还须做药物过敏试验，以防意外情况的发生。

药物过敏试验是以微量的药物进行皮内注射、皮肤划痕、口含、口服等，通过对用药局部和全身的观察，判断患者是否对某种药物产生过敏的方法。

第一节 青霉素过敏试验法及过敏反应的处理

一、过敏反应的原因

过敏反应系抗原与抗体在致敏细胞上相互作用而引起的。青霉素不具有抗原性，其降解产物青霉噻唑酸和青霉烯酸为半抗原，进入机体后与组织蛋白质或多肽分子结合而发挥完全抗原作用，对过敏性体质的患者，可使其淋巴细胞产生特异性抗体（IgE），IgE能与肥大细胞和嗜碱性粒细胞结合，使机体呈过敏状态。当再次接触相同的变应原时，变应原与上述细胞表面的特异性抗体（IgE）相结合而发生作用，所形成的变应原 – IgE复合物能激活肥大细胞和嗜碱性粒细胞，使之脱颗粒。从排出的颗粒中及从细胞内释出一系列生物活性介质，如组织胺、缓激肽、5 – 羟色胺、白三烯等血管活性物质。这些物质作用于效应器官，使平滑肌收缩和腺样体分泌增多，毛细血管扩张，血管壁通透性增加，因而出现各种临床症状，如皮疹、哮喘、喉头声带水肿、腹痛、腹泻等，严重时可引起窒息、血压下降或过敏性休克。白细胞破坏释放出慢反应物质（SRS – A），可使支气管痉挛加剧。

二、皮内试验液的配制及试验方法

（一）用物及患者准备

1. 用物准备

（1）注射盘内加无菌注射器，规格为 1~5ml，4.5号或5号针头，青霉素80万U，生理盐水注射液。

（2）注射盘内加 0.1% 盐酸肾上腺素，备有各种抢救药物和用物的急救车推至病室门外，检查氧气、吸痰器性能是否良好，以供急需时用。

（3）皮试液应存放在冰箱内备用，避免在室温中久置。

2. 患者准备

（1）患者不宜空腹时进行皮试，个别人于空腹时注射用药会发生眩晕、恶心等反应，易与过敏反应相混淆。

（2）向患者说明注射目的，嘱患者皮试观察期间（30 分钟）不要随意离开，不要搔抓或揉按皮试局部，如有异常不适要随时告知医务人员。

3. 环境准备　环境安静，温度和湿度适宜，通风良好，光线充足。

（二）皮内试验液的配制

皮内试验液的标准剂量为 20～50U/0.1ml，即每毫升含 200～500U 青霉素 G 生理盐水溶液为标准。以标准剂量为 20U/0.1ml 为例，皮内试验液的配制方法见表 6－1：

表 6－1　　　　　　　　**青霉素皮内试验液配制法**（200U/ml）

青霉素		生理盐水	U/ml
80 万 U/瓶	+	4ml	20 万 U/ml
取上液 0.1ml	+	0.9ml	2 万 U/ml
取上液 0.1ml（排出 0.9ml）	+	0.9ml	2000U/ml
取上液 0.1ml（再排出 0.9ml）	+	0.9ml	200U/ml

注：每次配制时均需将溶液混合均匀

（三）试验方法

取配成的 200U/ml 青霉素皮内试验液，按皮内注射法，在患者前臂腕侧横纹上二横指至三横指正中处，与腕横纹保持平行进针（可减轻疼痛），注入 0.1ml（含 20U），20 分钟后评价皮试结果。

三、皮内试验结果的判断

（一）阴性

皮丘无改变，周围不红肿，无红晕，无自觉症状。

（二）阳性

局部皮丘隆起增大，并出现红晕硬块，直径大于 1cm，红晕周围有伪足，局部有痒感。严重时可有头晕、心慌、恶心、面色苍白，甚至发生过敏性休克。如判断结果为阳性，立即停止使用青霉素，同时将结果告之患者或其家属，做好有关记录。

（三）可疑阳性

皮丘红晕直径在 1cm 以内，患者无自觉症状。可用生理盐水 0.1ml 在对侧手进行对照试验。

四、过敏反应的预防

1. 试验前须详细询问患者的用药史、过敏史、家族史。有青霉素过敏史者则停止该项试验。

2. 使用青霉素前必须做过敏试验。对青霉素过敏的人，任何给药途径（如注射、口服、外用等）、任何剂量和任何类型的制剂均可发生过敏反应。因此，在使用各种剂型的青霉素前均应进行过敏试验。对接受青霉素治疗的患者首次用药或隔日用药或者批号更换时，均须重做过敏试验方可再用药。

3. 患者在饥饿、剧烈运动或麻醉情况下不宜进行过敏试验。

4. 对出生后 28 日之内的婴儿不需做药物过敏试验。

5. 青霉素应现用现配，因青霉素水溶液在室温下易产生过敏物质，引起过敏反应，还可使药物的效价降低，影响治疗效果。

6. 正确实施药物过敏试验。过敏试验药液的配制、皮内注入剂量及试验结果的判断均应正确。

7. 试验结果阳性者禁用青霉素，同时在病历医嘱单、体温单、床头卡、门诊卡、注射卡上醒目地注明青霉素阳性反应，用红笔注"（＋）"标记，并告诉患者及其家属。

8. 加强工作责任心。工作人员必须严格执行查对制度，做青霉素过敏试验及注射前均应备好急救药品（盐酸肾上腺素等）及器械，使用不同剂型青霉素均应用原液做过敏试验，不得相互代替。注射后应观察 30 分钟，以防迟缓性过敏反应的发生。

五、过敏反应的临床表现

（一）过敏性休克

青霉素过敏性休克属 I 型变态反应，其发生率约为 5/10 万 ~ 10/10 万。其特点是：反应迅速、强烈，消退亦快，通常不遗留组织损伤，且发病有明显个体差异。一般在做青霉素皮内试验后或注射药物过程中或注射后，均可出现过敏性休克，有的发生于用药后数秒钟或数分钟内，有的出现于半小时后，也有极少数患者发生于连续用药的过程中。发生过敏性休克时，全身毛细血管扩张，渗透性增强，血管内血浆可在 10 秒内渗到组织间隙，导致有效循环血量迅速降低，静脉回心血量减少，心搏出量下降，以致内脏器官血液灌流不足而产生休克。其临床常综合出现的症状有：

1. 呼吸系统症状 由于喉头水肿、支气管痉挛、肺水肿以致胸闷，气促，哮喘，呼吸困难伴濒危感。

2. 循环系统症状 表现为面色苍白，冷汗，紫绀，脉细弱，血压下降等。由于周围血管扩张导致有效循环血量不足。

3. 中枢神经系统症状 因脑缺氧所致，表现为头晕，眼花，面及四肢麻木，烦躁不安，意识丧失，抽搐，大小便失禁等。

4. 皮肤及其他过敏反应 瘙痒，荨麻疹，恶心，呕吐，腹痛等。

在上述症状中常以呼吸道阻塞症状或皮肤瘙痒最早出现，故必须注意倾听患者的主诉。

（二）血清病型反应

一般于用药后 7 ~ 12 天内发生，临床表现与血清病相似，有发热，关节肿痛，皮肤瘙痒，荨麻疹，全身淋巴结肿大，腹痛等。

（三）各器官或组织的过敏反应

1. 皮肤过敏反应 主要是皮疹，严重者可发生剥脱性皮炎。

2. 呼吸系统过敏反应 可引起过敏性哮喘或促使原有的哮喘发作。

3. 消化系统过敏反应 可引起过敏性紫癜，以腹痛和便血为主要症状。

六、过敏性休克的抢救措施

在青霉素过敏反应中，以过敏性休克反应最为严重，发生迅猛，可危及生命，为此，在使用过程中要密切观察患者的反应，最为关键的是要做好预防及抢救的准备工作，一旦出现过敏性休克，必须分秒必争，立即组织抢救。

1. 立即停药，就地抢救，患者平卧，注意保暖。

2. 针刺人中、十宣、内关穴，行强刺激。

3. 立即皮下注射0.1%盐酸肾上腺素0.5~1ml，病儿酌减。如症状不缓解可每隔30分钟皮下或静脉注射该药0.5ml，也可气管内给药，直至患者脱离危险。此药是抢救过敏性休克的首选药物，具有收缩血管、增加外周阻力、兴奋心肌、增加心输出量及松弛支气管平滑肌的作用。

4. 对症处理

（1）给予氧气吸入，改善缺氧的症状。呼吸抑制时，肌内注射可拉明、洛贝林等呼吸兴奋剂。如出现呼吸停止，应立即进行口对口人工呼吸。遇有喉头水肿引起窒息时，应立即准备气管插管，尽快行气管切开。

（2）应用抗组织胺类药物，肌内注射盐酸异丙嗪或苯海拉明。根据医嘱静脉注射地塞米松5~10mg或氢化可的松200mg加5%~10%葡萄糖溶液500ml静脉滴注，这些药物有抗过敏作用，能迅速缓解症状。根据病情给予血管活性药物（如多巴胺、间羟胺等）。

（3）纠正酸中毒，应用血管活性药物。可用5%碳酸氢钠溶液静脉滴注，首剂5ml/kg。根据病情给予多巴胺、阿拉明、低分子右旋糖酐等以使血压回升，并注意补充血容量。

（4）如心脏骤停，立即进行心肺复苏抢救。

5. 密切观察病情，记录患者的意识、体温、脉搏、呼吸、血压、尿量及其他临床变化，不断评价病情动态及治疗和护理的效果，为进一步处置提供依据。患者未脱离危险期不宜搬动。

第二节 链霉素过敏试验法及过敏反应的处理

链霉素主要对革兰阴性菌及结核杆菌有较强的抗菌作用，其不良反应多见对第8对脑神经的损害。链霉素还可发生皮疹、荨麻疹、发热、血管性水肿等过敏反应，使用时应引起重视。

一、皮内试验液的配制及试验方法

皮内试验液的剂量以每毫升含2500U链霉素等渗盐水溶液0.1ml（内含250U）为标准。配制方法如下：

链霉素1g（每克100万U），用等渗盐水3.5ml溶解后为4ml，每毫升含0.25g（25万U）。

用 1ml 注射器吸取上液 0.1ml，加生理盐水至 1ml，则含 2.5 万 U。

弃去 0.9ml，余 0.1ml，加生理盐水至 1ml，则每毫升含 2500U。

取上述皮内试验液 0.1ml（含 250U）做皮内注射，20 分钟后判断皮内试验结果。

二、皮内试验结果的判断及注意事项

1. 试验结果的判断与青霉素过敏试验相同。

2. 使用链霉素前应详细询问过敏史。链霉素过敏反应发生率虽较青霉素低，但临床表现十分严重，故应特别注意。

三、过敏反应的临床表现

链霉素过敏反应的临床表现与青霉素过敏反应大致相同。轻者表现为发热、皮疹、荨麻疹，重者可致过敏性休克。

四、过敏反应的急救措施

一旦发生过敏性休克，其救治措施与青霉素过敏性休克的救治基本相同，同时应用钙剂，以 10% 葡萄糖酸钙或稀释 1 倍的 5% 氯化钙的溶液静脉推注。因链霉素可与钙离子络合，从而使链霉素的毒性症状减轻或消失。

第三节 破伤风抗毒素过敏试验及脱敏注射法

一、过敏反应的原因

破伤风抗毒素（TAT）是用破伤风类毒素免疫马血浆经物理、化学方法精制而成，能中和患者体液中的破伤风毒素。TAT 对于人体是一种异性蛋白，具有抗原性，注射后可引起过敏反应。故使用 TAT 前，必须做过敏试验。

在救治破伤风患者时应用 TAT 有利于控制病情发展；TAT 还常用于潜在有破伤风危险的外伤伤员，作为被动免疫预防注射。反应结果阴性方可把所需剂量 1 次注射完。TAT 是一种特异性抗体，并无其他药物可以替代，故即使皮试结果阳性，仍需考虑使用，但需要采用脱敏注射法，注射过程需密切观察，一旦发现异常，立即采取有效措施处理。

二、皮内试验液的配制及试验方法

（一）用物及患者准备

1. 用物准备　注射用物同一般皮内试验准备，另备 TAT 1500IU/ml，注射用生理盐水及急救用物。

2. 患者准备　询问患者的用药史与过敏史，如患者曾用过 TAT，停药时间超过 1 周，仍需做过敏试验。

（二）皮内试验液的配制及试验方法

1. 配制 TAT 皮试液　用 1ml 注射器吸取 TAT 药液（1500IU/ml）0.1ml，加生理盐水稀释至 1ml（每毫升含 150IU），即可供皮内试验使用。

2. 取上述皮内试验液 0.1ml（内含 15IU）做皮内注射，20 分钟后判断结果。

三、皮内试验结果的判断

阴性：局部无红肿，皮丘增大不超过 1.5cm，无异常全身反应。

阳性：局部反应为皮丘红肿，硬结大于 1.5cm，红晕超过 4cm，有时出现伪足，有痒感；全身过敏反应、血清病型反应与青霉素过敏反应相同。

若试验结果可疑阳性时应在另一侧手的前臂内侧用等渗盐水做对照试验，如局部出现同样的结果，且无自觉症状，则为阴性。可将余液 0.9ml 行肌内注射。对过敏试验阳性者须用脱敏注射。

四、阳性患者 TAT 脱敏注射法

首先要按抢救过敏性休克的需要准备好急救用物。脱敏注射法是将破伤风抗毒素剂量分次逐渐递增给阳性者注射，以达到脱敏的方法。具体方法见表 6 - 2：

表 6 - 2   TAT 脱敏注射法

次数	TAT 量（ml）	加入生理盐水量（ml）
1	0.1	0.9
2	0.2	0.8
3	0.3	0.7
4	余量	稀释至 1ml

每隔 20 分钟进行肌内注射 1 次，每次注射后均需密切观察。在脱敏注射过程中，如发现患者有气促、面容苍白、紫绀、荨麻疹、头晕、心跳不适、过敏性休克等全身反应时，应立即停止注射并从速处理。待症状消退，情况好转后，酌情将剂量减少，次数增加，在密切观察患者的基础上，逐步完成所需的全量。脱敏注射将 TAT 1ml 用生理盐水稀释至 10ml，分别以 1ml、2ml、3ml、4ml 进行 4 次肌内注射，以达到治疗和预防的目的。有时据病情观察需停止注射。

经多次小量反复注射，使小量抗原进入机体，同吸附于肥大细胞或嗜碱性粒细胞上的 IgE 结合，使其逐步释放出少量的组织胺等活性物质，因此临床上可不出现症状。反复多次使细胞表面的 IgE 抗体大部分甚至全部被结合而消耗，最后注射 TAT 时，也就不会发生过敏反应，从而达到脱敏治疗的目的。

五、过敏反应的急救处理

TAT 过敏反应的急救处理同青霉素过敏试验。

第四节 普鲁卡因过敏试验法

普鲁卡因又称奴佛卡因，是一种常用的局部麻醉药，可用于浸润麻醉、传导麻醉、腰椎麻醉及硬膜外麻醉。偶尔会有轻重不一的过敏反应。凡首次应用普鲁卡因或注射普鲁卡因青霉素时，均须先做皮肤过敏试验，结果阴性方可使用。

一、试验方法

取 0.25% 普鲁卡因液 0.1ml 做皮内注射，注射后随时观察患者反应，20 分钟后判断反应结果。

二、反应的观察和处理

结果的判断和过敏反应的处理可参照青霉素过敏试验。

第五节 细胞色素 C 过敏试验法

细胞色素 C 是一种细胞呼吸激活剂，常作为组织缺氧治疗的急救和辅助用药，偶尔会有过敏反应，因此用药之前须做过敏反应试验。

一、试验方法

(一) 皮内试验法

1. 用物 同皮内注射法，另备细胞色素 C 药液、生理盐水。
2. 药液的配制 取细胞色素 C（每支 2ml 含 15mg）0.1ml，加生理盐水至 1ml（含细胞色素 C 0.75mg）。
3. 操作方法
(1) 取细胞色素 C 试验液 0.1ml（含 0.075mg）做皮内注射。
(2) 注射后 20 分钟观察结果。

(二) 皮肤划痕试验法

1. 用物 70% 乙醇，棉签，消毒缝针，细胞色素 C 药液等。
2. 操作方法
(1) 在前臂掌侧下段用 70% 乙醇消毒皮肤，待干。
(2) 滴细胞色素 C 原液（1ml 含 7.5mg）1 滴于皮肤上，用缝针划痕。
(3) 20 分钟后观察结果。

二、反应观察

局部发红，皮丘直径大于 1cm，有丘疹者，为阳性。记录试验结果。

第六节　碘过敏试验法

目前临床常用碘化物造影剂做肾脏造影和胆囊造影，造影剂主要为三碘苯甲酸造影剂，如双醋碘苯酸葡胺（泛影葡胺）、双醋碘苯酸钠（泛影钠）和碘肽葡胺。此类药物也可发生过敏反应。为保证患者的安全，造影前须询问患者的用药史，有碘过敏者禁忌使用碘造影剂。凡首次用药者应做碘过敏试验，结果阴性方可进行造影检查。

一、皮内试验法及反应观察

取碘造影剂 0.1ml 做皮内注射，注射后随时观察患者反应，20 分钟后观察反应结果。如注射处有红肿、硬块，直径超过 1cm 以上者，为阳性。

二、静脉注射试验法及反应观察

静脉注射造影剂 1ml（30%泛影葡胺 1ml），注射后随时观察患者的反应，5～10 分钟后观察结果，如有血压、脉搏、呼吸和面色等的改变为阳性。

三、口服试验法及反应观察

于检查前 3 天起口服碘化钾（或碘化钠），每次 10ml，每日 3 次，服药后出现流泪、流涕、口麻、头晕、呕吐或荨麻疹等反应为阳性。

四、口含试验法及反应观察

将碘造影剂 2～3 滴滴于舌下，5～10 分钟后判断反应结果，如出现舌下充血、舌肿、患者感觉舌麻木、流涎，即为阳性反应。

五、眼结合膜试验法及反应观察

取碘造影剂 1～2 滴滴入一侧眼内，5～10 分钟后判断反应结果。对照观察双眼，如滴药侧眼结合膜表现充血、水肿，即为阳性反应。

各种碘过敏试验并非绝对可靠，少数试验虽为阴性，但在注射碘造影剂时仍可发生过敏反应，偶有在过敏试验过程中即出现严重过敏反应者。为慎重起见，在静脉注射造影剂之前，应先做皮内试验，并备好急救药品。如皮内试验阴性，则做静脉试验，静脉试验为阴性，再全量给药，以达到安全用药的目的，配合碘化物造影检查治疗。

附

（一）氨苄青霉素试液的配制

以每毫升含 500μg 氨苄青霉素等渗生理盐水溶液为标准，注入 0.1ml（含 50μg）。具体配制方法如下：

取氨苄青霉素 1 瓶为 0.5g，注入 2ml 等渗生理盐水，则每毫升含 250mg。

取上液 0.2ml，加等渗生理盐水至 1ml，则每毫升含 50mg。

取上液 0.1ml，加等渗生理盐水至 1ml，则每毫升含 5mg。

取上液 0.1ml，加等渗生理盐水至 1ml，则每毫升含 500μg，即成皮试液。

每次配制时均须将溶液混合均匀。

（二）先锋霉素试液的配制

同氨苄青霉素。

（三）精制蝮蛇抗栓酶试液的配制

要求精制蝮蛇抗栓酶试液配制成每毫升含 0.001U。具体配制方法如下：

取每支含 0.25U 的精制蛇毒，加 2.5ml 的生理盐水溶解。

从 2.5ml 溶液中取 0.1ml，加 0.9ml 生理盐水，每毫升含 0.01U。

从上液中取 0.1ml，加 0.9ml 生理盐水，成为每毫升含 0.001U 的试敏液。

（习惯记忆为 1 个 2.5ml，2 个 1ml。）

第七章　静脉输液与输血法

　　静脉输液和输血是利用液体静压的物理作用原理，将一定量的无菌溶液（药液）或血液直接滴入静脉的方法，是临床快速抢救和治疗患者的重要措施之一。常被用于纠正患者的水、电解质、酸碱平衡紊乱，补充血容量，改善血循环，维持血压，增强免疫力。

　　熟练掌握正确的输液输血的理论知识与操作技术，科学管理输入的速度，准确判断并处理输液和输血过程中的反应或并发症，确保患者安全是医护人员的重要职责。

第一节　静脉输液法

一、输液目的

1. 补充水分及电解质，纠正水和电解质失调，维持酸碱平衡。
2. 补充营养，维持热量。
3. 输入药物，治疗疾病。
4. 增加血容量，改善微循环，维持血压。
5. 输入脱水剂，以减轻脑水肿，降低颅内压，利尿消肿。

二、常用溶液及作用

临床常用的液体种类较多，根据病情的需要，选择不同种类的液体。常用的液体有：

（一）晶体溶液

分为非电解质与电解质两类。

1. 非电解质溶液

（1）葡萄糖溶液：临床上常用浓度为 5%、10%、25%、50% 等。5% 为等渗溶液，常用于稀释药物，与其他药物很少有配伍禁忌。10%、25% 主要供给水分和热量。50% 葡萄糖溶液可纠正低血糖，保护心脏，利尿脱水。

（2）脱水剂：有 20% 甘露醇、25% 山梨醇，常用于利尿脱水。

2．电解质溶液

（1）等渗电解质溶液：0.9％氯化钠、5％葡萄糖氯化钠、复方氯化钠等，用于补充水分和电解质。

（2）碱性溶液：5％碳酸氢钠、11.2％乳酸钠等，用于调节酸碱平衡。

（二）胶体溶液

1．右旋糖酐　分两种：①中分子右旋糖酐，可扩充血容量；②低分子右旋糖酐，可改善微循环，降低血液粘稠度，回升血压。

2．代血浆　如羟乙基淀粉等，可增加胶体渗透压及微循环血量，适用于急性大出血的患者。

3．浓缩白蛋白注射液　维持机体胶体渗透压，补充蛋白质，减轻组织水肿。

4．水解蛋白注射液　补充蛋白质，纠正低蛋白血症，促进组织修复。

（三）其他

一般指静脉高营养液，如氨基酸、脂肪乳剂注射液等。

三、输液原则

1．先盐后糖，先晶后胶　糖溶液中的糖经体内代谢后成为低渗液，扩容作用相对减小。输入胶体液之前，要先输入一些晶体液，使血液适当稀释。倘若先输入胶体液，则所产生的胶体渗透压可吸收水分入血，将加重组织中缺水。

2．先快后慢　为及时初步纠正体液失衡，早期阶段输液宜快，待病情基本稳定后逐步减慢，形成"快——较快——慢"三个输液速度，并根据病情轻重、年龄、心肺肾功能予以速度调整。

3．宁少勿多　无论何种水、电解质和酸碱平衡失调，都不可能1次准确补足。一般先初步纠正丢失量，然后在1～2天内继续补液，直至完全纠正。

4．补钾四不宜　不宜过早，输液后见尿补钾，当尿量增加到每小时30ml时，应予补钾。不宜过浓，静脉滴注液含钾一般不超过0.3％。不宜过多，成人每日补钾2～3g，严重缺钾者每日补钾不超过6～8g，小儿每天每千克体重0.1～0.3g。不宜过快，成人每分钟不超过60滴，小儿酌减。

四、输液方法

（一）周围静脉输液法

1．密闭式输液法　使用原装密封瓶插入输液器进行输液。

（1）用物：按病情需要准备药液。注射盘内加密闭式输液器1套、瓶套、开瓶器、小垫枕、止血带、胶布、血管钳、无菌纱布、备用针头，另备输液架，必要时备夹板、绷带。

⑵方法

①药液的准备：认真核对药液（药名、浓度、剂量、有效期），检查药瓶有无裂痕，药液有无混浊、沉淀或絮状物等。在输液内容标签上注明患者姓名、床号，加入瓶内药物名称、剂量及加入的时间等，倒贴在输液瓶上（图7-1），套上瓶套，打开铝盖中心部。如需

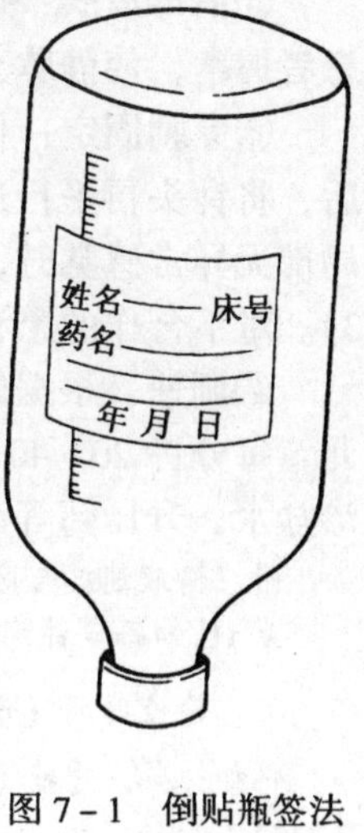

图7-1　倒贴瓶签法

加入药物，用2%碘酊和70%乙醇或络合碘消毒瓶塞，根据医嘱加入药物。

②输液器的准备：检查输液器的质量及有效期，启封后保护好针头避免污染，将输液管针头插入瓶塞至针头根部。

③患者的准备：将用物携至患者床旁，核对床号、姓名，做好解释工作，嘱患者排尿，备好胶布。

④进行排气：再次查对所用药液，无误后折叠滴管下段输液管，挂输液瓶于输液架上，把通气管固定在瓶套上，一手持输液管远端，一手倒持并挤捏茂菲滴管，以产生负压，待液体流入滴管1/3～1/2时，放松折叠处，随即速将滴管竖置，再缓慢放低下段输液管（图7－2），排尽管内和针头内的空气，旋紧调节器，拧紧针头，将管端挂在输液架上。

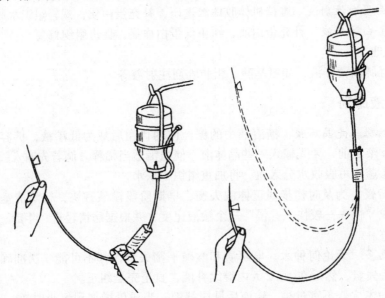

图7－2　排气法

⑤消毒皮肤：选好静脉后，肢体下垫小枕，扎上止血带，常规消毒穿刺部位皮肤，嘱患者握拳，使静脉充盈。

⑥穿刺固定：再次核对并检查输液管无气泡后取下护针帽，进行静脉穿刺，见回血后，将针头再平行进入少许，放松止血带和调节器，嘱患者松拳，见溶液输入通畅，患者局部无异常感觉时，用胶布固定针柄部与输液管下端，进针部位盖以无菌纱布（图7－3）。对不合作的患者需用夹板固定。取出止血带和小垫枕，将肢体置于舒适位置。

⑦调速：根据患者的年龄、病情、药物的性质调节滴速。一般成人每分钟40～60滴，儿童每分钟20～40滴。年老体弱者、婴幼儿、心肺疾病者滴入速度宜慢；含钾药物、高渗盐水、升压药等滴入速度宜慢；脱水严重、心肺功能良好者滴入速度可稍快。

附　输液速度与时间的计算方法

A　已知每分钟滴数，计算输完总液量所需的时间：

$$输液时间（分）= \frac{液体总量（ml）\times 每毫升相当的滴数（15滴）}{每分钟滴数}$$

例如：某人需输1000ml液体，以每分钟60滴的速度需用多长时间输完？

$$输液时间（分）= \frac{1000 \times 15}{60} = 250 分 = 4 小时 10 分钟$$

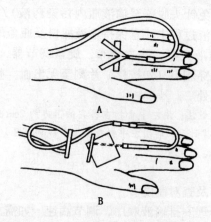

图7-3 胶布固定法

B 已知液体总量与计划需用的时间，计算每分钟需调节的滴数：

$$每分钟滴数（滴）= \frac{液体总量（ml）\times 每毫升相当的滴数（15滴）}{输液时间（分）}$$

例如：某人需输入液体1000ml，计划4小时输完，每分钟滴数要求多少？

$$每分钟滴数（滴）= \frac{1000 \times 15}{4 \times 60} = \frac{15000}{240} \approx 62滴$$

⑧整理：协助患者取舒适卧位，再次查对，清理用物并记录。

输液袋输液同密闭瓶输液法，按常规消毒塑料袋的塑料管，将输液管针头插入，将塑料袋挂于输液架上，排尽输液管内空气后即可使用。

2. 开放式输液法 适用于危重、病情变化快、手术患者及病儿，可随时按需要加入各种药物或灵活变换输液种类和数量。

（1）用物：开放式输液器1套，其余同密闭式输液法。

（2）方法

①药液的准备：开启溶液瓶铝盖，常规消毒瓶塞及瓶颈。

②倒液排气：打开输液瓶包，检查装置是否完好。一手持输液瓶，并折叠输液管，接管夹于指缝中，按取用无菌溶液法倒入少量溶液（约30~50ml）（图7-4），冲洗输液瓶和输液管，以减少输液反应，将液体排入弯盘，然后倒入所需溶液，盖好瓶盖，待液体流入滴管的1/3~1/2处时，排尽管内空气，接针头备用。其余步骤同密闭式输液法。

3. 液体的添加法 需继续输液时，应及时添加溶液。先认真核对药物和患者，确认无误后进行以下操作：

（1）密闭式输液法：套上瓶套，除去铝盖中心部分，消毒瓶盖，从原瓶内拔出输液管插入第二瓶，待点滴通畅方可离去。

（2）开放式输液法：如需添加溶液时，溶液瓶勿触及输液瓶口，以免污染输液瓶；如需在输液瓶中加药，应用输液

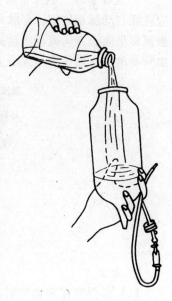

图7-4 开放瓶内倾倒溶液法

器抽吸药液，取下针头（避免针头脱落至输液瓶内污染药液），在距离输液瓶口约1cm处注入，并轻轻摇匀药液。输液过程中注意保持输液瓶口及瓶盖的无菌。

4．输液完毕的整理　输液完毕，除去胶布，旋紧调节器，用消毒干棉球压穿刺点上方，迅速拔针。嘱患者按压穿刺点（勿按揉）片刻至无出血。整理床单位，协助患者取舒适卧位，清理用物，归还原处。

介绍一种静脉穿刺后改良拔针法：用左手食指在针尖的上方约2cm处绷紧患者皮肤，右手持针柄，并略将针柄抬高10°～15°，快速拔针后立即用左手拇指沿血管纵向按压。分析结果表明，此种拔针法较传统拔针法的痛感反应明显降低。

5．注意事项

（1）严格执行无菌操作及查对制度。

（2）根据病情需要，合理安排输液顺序，调节滴速。如需加入药物时应注意药物的配伍禁忌。

（3）需长期输液者，要注意保护和合理使用静脉，一般应从远端小静脉开始。

（4）输液前排尽输液管及针头内的空气，药液滴尽前要按需更换溶液瓶或拔针，严防造成空气栓塞。

（5）输液中加强巡视，注意观察患者全身反应及有无输液故障，耐心听取患者的主诉，发现异常及时处理。

（6）连续输液24小时以上者，应每天更换输液器。

（二）小儿头皮静脉输液法

小儿静脉输液多选用头皮静脉。小儿头皮静脉极为丰富，分支甚多，互相沟通，交错成网，浅表易见，不易滑动，利于固定，便于保温，且输液中不影响病儿的活动。小儿头皮静脉输液与成人静脉输液的不同之处有以下几点：

1．选择静脉　临床常选择颞浅静脉、额静脉、耳后静脉及枕静脉（图7－5）。穿刺时应注意与动脉相鉴别。静脉外观呈微蓝色，无搏动，管壁薄，易被压瘪，血管不易滑动，血流多呈向心方向流动。动脉外观呈淡红色或正常肤色，有搏动，管壁厚，不易被压瘪，血管易滑动，血流多呈离心方向流动。

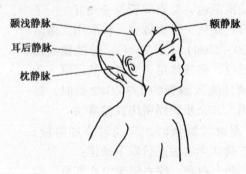

图7－5　小儿头皮静脉分布

2．方法

（1）必要时在穿刺前剃去局部头发，由助手固定病儿肢体和头部，操作者位于病儿头侧选择静脉准备进行穿刺，用70%乙醇消毒皮肤。

（2）接上头皮针（或用注射器接头皮针），排尽空气。操作者的左手拇指、食指分别固定静脉两端，右手持针沿静脉向心方向平行刺入，见回血后滴注少量液体，见点滴通畅，局部无肿胀，即用胶布固定针头。胶布固定方法：一条固定针柄，一条垫针柄下，向上交叉固定于针柄的两侧，一条将输液管盘曲后固定，第四条覆盖无菌纱布后固定。如果误注入动脉，则回血呈冲击状，推注药液时阻力较大，且局部迅速可见呈树枝分布状苍白，有的病儿出现痛苦貌或尖叫。

（3）按病情和年龄调节滴速，一般不超过 20 滴/分钟。

（三）颈外静脉输液法

颈外静脉属于颈部最大的浅静脉，在下颌角后方垂直下降，越过胸锁乳突肌后缘，于锁骨上方穿过深筋膜，最后进入锁骨下静脉。其行经表浅，位置较恒定，易于穿刺。

1. 适用范围

（1）需长期输液，周围静脉不易穿刺者。

（2）周围循环衰竭的危重患者及测量中心静脉压或需静脉高营养输液者。

2. 用物 同周围静脉输液法。另备静脉留置针（又称套管针），一般选用型号为 16G、20G、22G，1%普鲁卡因注射液，5ml 注射器 2 副，6 号针头，无菌持物钳，消毒纱布，和孔巾、手套、胶布、弯盘。

3. 方法

（1）患者的准备：将用物携至患者处，核对患者的床号和姓名，说明治疗目的以取得合作。协助患者去枕平卧，头偏向一侧，尽量使头后仰，必要时肩下垫小枕，使颈部伸展平直，便于穿刺。

（2）选穿刺点：操作者站在穿刺部位对侧或顶侧选穿刺点，即在下颌角和锁骨上缘中点联线之上 1/3 处，颈外静脉外缘进针（图 7-6），以甲紫做标记。

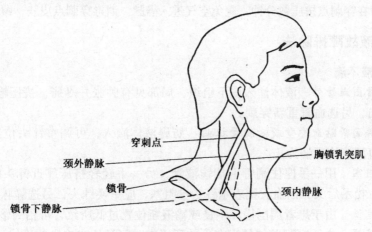

图 7-6 颈外静脉穿刺定位法

（3）消毒皮肤：按常规消毒局部皮肤，戴无菌手套，铺孔巾。

（4）局部麻醉：操作者用 1%普鲁卡因在预定穿刺点旁 2mm 处行局部麻醉，助手以手指按压颈静脉三角处，使颈外静脉充盈。

（5）穿刺静脉：手持穿刺针与皮肤呈 45°角进针，入皮后改为 25°角沿颈外静脉方向穿刺（图 7-7），见回血后，降低穿刺角度，将穿刺针顺静脉走行推进少许，再将外套管送入静脉内（送管方法一：右手固定针芯，以针芯为支撑，左手将外套管全部送入静脉内；送管方法二：将针尖退入导管内，借助针芯将导管与针芯一起送入静脉），以左手无名指或小指按压在导管顶端处静脉以防血液溢出，右手抽出针芯，连接静脉帽并使之旋紧。

（6）固定：带翼留置针采用蝶式固定法，不带翼留置针采用交叉固定法，分别以胶布固定于颈部。

（7）接输液器：移去孔巾，按常规方法消毒静脉帽后，将输液器的头皮针刺入静脉帽内，完成输液治疗。

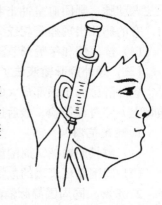

图 7-7　颈外静脉穿刺进针法

（8）输液完毕进行封管：将生理盐水 5～10ml 注入静脉帽内，每间隔 6～8 小时冲管 1 次，或用稀释肝素溶液（即每毫升生理盐水含肝素 10～100U）2～5ml 注入硅胶管内，抗凝作用可持续 12 小时以上。

（9）再次输液的操作：常规消毒静脉帽，可先推注 5～10ml 生理盐水冲管，再将头皮针刺入静脉帽内。

4. 注意事项

（1）颈外静脉穿刺置管，如硅胶管内有回血，须及时用稀释肝素溶液冲注，如硅胶管内有血液凝集，应用注射器抽出凝块再注入药液，以免硅胶管被血块堵塞。如遇输液不畅，须注意是否存在硅胶管弯曲或滑出血管外等情况。如确属导管阻塞，应拔出导管重新穿刺。

（2）输液中密切观察患者有无因液体渗出所致的气促、呼吸困难、局部肿胀、局部疼痛等不适，应及时进行处理。

（3）停止输液时，拔管动作要轻柔，避免折断导管。长期置管者，应接注射器，边抽吸边拔，拔管后在穿刺点按压数分钟，避免空气进入静脉。消毒穿刺点皮肤，覆盖无菌敷料。

五、输液故障排除法

（一）溶液不滴

1. 针头滑出血管外　液体注入皮下组织，局部见有肿胀并疼痛，挤压输液管无回血，应将针头拔出，另选血管重新穿刺。

2. 针头斜面紧贴血管壁或输液管扭曲　妨碍液体滴入，可调整针头位置或适当变换肢体位置，直到滴注通畅为止。

3. 针头阻塞　用一手捏住滴管下端输液管，另一手轻轻挤压靠近针头的输液管，若感觉有阻力，松手后又无回血，则表示针头已阻塞，应更换针头，另选静脉穿刺。

4. 压力过低　由于患者周围循环不良或输液瓶位置过低所致，可抬高输液瓶位置。

5. 静脉痉挛　由于穿刺肢体暴露在冷的环境中时间过长或输入的液体温度过低所致。用热水袋或热毛巾热敷注射部位上端血管，可以解除静脉痉挛。

（二）滴管内液面过高

1. 滴管侧壁有调节孔，可先夹紧滴管上端输液管，开放调节孔，待溶液流至低于滴管口时，再关闭调节孔，松开上端输液管。

2. 密闭式输液时滴管无侧壁孔，可将输液瓶取下，倾斜液体面，使输液管插入瓶内之针头露出液面（图 7-8），瓶内空气进入输液管内，液体缓缓流下，直到滴管露出液面，再挂输液瓶于架上。

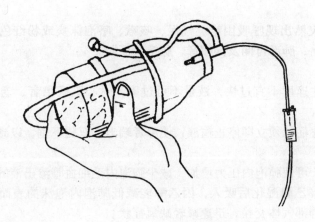

图 7-8　液面过高调整方法

（三）滴管内液面过低

1. 滴管侧壁有调节孔者，先夹住滴管下端的输液管，打开调节孔，当滴管内液面升高至 1/3～1/2 时，关闭调节孔，松开滴管下端输液管即可。

2. 滴管侧壁无调节孔者，可夹住滴管下端输液管，用手挤压滴管，迫使液体下流至滴管内，当液面升至 1/3～1/2 时，停止挤压，松开滴管下端的输液管即可。

（四）滴管内液面自行下降

应检查输液装置有无漏气或裂隙情况存在，必要时予以更换。

六、输液反应及处理

（一）发热反应

1. 原因　常因输入致热物质（包括致热原、死菌、游离菌体蛋白等）、输液器具清洁灭菌不彻底、药物制品不纯或消毒保存不良而致，是输液中常见的一种反应。

2. 症状　输液后 1 小时左右，患者表现为发冷、寒战和发热。轻者发热在 38℃左右，停止输液数小时内体温可恢复正常；重者初起寒战，继之高热达 40℃～41℃，并有恶心、呕吐、头痛、脉速等症状。

3. 处理

（1）严格检查药液质量，对输液用具做好去除致热原的处理。注意严格遵守无菌操作。

（2）反应轻者可减慢点滴速度，注意保暖，同时针刺合谷、内关，配合输液肢体对侧耳穴神门、肾上腺穴刺激，可自行恢复。

（3）对症处理，寒战时适当增加盖被或用热水袋保暖，对高热者给予物理降温，观察生命体征，必要时按医嘱给予抗过敏药物或激素治疗。

（4）对于严重反应者，应立即停止输液。除对症处理外，保留输液器具与溶液进行检测，查找反应原因。

（二）循环负荷过重（肺水肿）

1. 原因　由于输液速度过快或短时间内输入过多液体，使循环血容量急剧增加，心脏负荷过重引起。

2. 症状　患者突然出现呼吸困难、气促、咳嗽、咯泡沫痰或粉红色泡沫痰，严重者稀痰液可由口鼻涌出，肺部可闻及湿啰音，脉搏快而弱。

3. 处理

（1）输液中滴注速度不宜过快，液量不可过多，对心脏病患者、老人及儿童尤需注意。

（2）如出现上述症状须立即停止输液，使患者端坐，双腿下垂，以减少回心血量，减轻心脏负荷。

（3）加压给氧，可使肺泡内压力增加，减少肺泡内毛细血管渗出液的产生。吸氧时使氧气经过 20% ~ 30% 乙醇湿化后吸入，因乙醇能减低肺泡内泡沫的表面张力，使泡沫破裂消散，从而改善肺部气体交换，迅速减轻缺氧症状。

（4）根据病情应用镇静、扩血管、强心、利尿等药物治疗。

（5）必要时进行四肢轮扎。用止血带或血压计袖带行适当加压以阻断静脉血流，但动脉血流仍通畅，并每隔 5 ~ 10 分钟轮流放松一侧肢体上的止血带，可有效地减少静脉回心血量。症状缓解后，止血带应逐渐解除。此外，对无贫血的患者可通过静脉放血 200 ~ 300ml 以减少回心静脉血量。

（三）静脉炎

1. 原因　长期从静脉输入浓度较高、刺激性较强的药物，或在静脉内置管时间太长，引起局部静脉壁的化学性炎症反应，或因输液时未严格执行无菌操作而引起局部静脉的感染。

2. 症状　沿静脉走向出现条索状红线，局部组织发生红、肿、热、痛，有时伴有畏寒、发热等全身症状。

3. 处理

（1）严格执行无菌操作并注意保护静脉。对血管有刺激性的药物应充分稀释后再应用。注射时防止药液溢出血管外并注意有计划地更换注射部位。

（2）抬高患肢并制动，局部用 95% 乙醇或 50% 硫酸镁行湿热敷，亦可行超短波治疗，必要时应用抗生素。

（3）中药如意金黄散外敷。用醋将如意金黄散调成糊状，局部外敷，每日 2 次。本方有清热、除湿、疏通气血、止痛、消肿作用，外敷后患者有清凉、舒适感觉，起到止痛、消炎的作用。

（四）空气栓塞

1. 原因　输液时输液管连接不紧或管内空气未排尽，加压输液、输血中无人观察，连续输液添加液体不及时，都有导致空气栓塞的危险。空气进入静脉，首先被带入右心房，再进右心室，如空气量少则被右心室压入肺动脉，再分散到肺小动脉，最后经毛细血管吸收，因而损害较小；如空气量大，空气在右心室内阻塞肺动脉入口，使血液不能进入肺内，引起严重缺氧，甚至立即死亡。

2. 症状　患者感到胸部异常不适，随即出现呼吸困难和严重紫绀，心前区听诊可闻及响亮、持续的"水泡声"，心电图表现为心肌缺血和急性肺心病改变。

3. 处理

（1）输液时必须排尽管内空气，加压输液或输血时严密观察，医护人员不得离开患者。

（2）患者出现上述症状，立即置患者于左侧卧位和头低足高位，该体位可使肺动脉的位置处于右心室的下部，气泡则向上漂浮在右心室，避开肺动脉入口，心脏搏动将空气混成小泡沫，分次少量进入肺动脉内，避免阻塞肺动脉口（图7-9）。同时给予高流量氧气吸入。必要时通过中心静脉导管抽出空气，或根据病情变化给予对症处理。

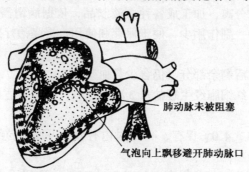

肺动脉未被阻塞

气泡向上飘移避开肺动脉口

图7-9 置患者于左侧卧位和头低
足高位使气泡避开肺动脉口

第二节 静脉输血法

一、输血目的

1. 补充血容量，增加心排出量，促进循环，提升血压。常用于失血、失液引起的血容量减少或休克。

2. 增加血红蛋白和白蛋白，促进携氧功能，维持胶体渗透压，纠正贫血和低蛋白血症。

3. 补充抗体，增强机体免疫力。

4. 给予各种凝血因子，有助于止血。用于治疗凝血功能障碍。

5. 促进骨髓系统和网状内皮系统的功能。

二、血液制品的品种

（一）全血

1. 新鲜血 基本上保留了血液原来各种成分，可补充各种血细胞、凝血因子及血小板，对血液病患者尤为适用。

2. 库血 仅保留了红细胞和血浆蛋白，在4.0℃冰箱内可保存2～3周。库血保存时间越长，血液成分变化越大，即酸性增加，钾离子浓度增高，故大量输库血时，要防止酸中毒和高钾血症。库血适用于各种原因引起的大出血。

3．自体输血

（1）术中失血回输：对手术过程中出血量较多者，如宫外孕、脾切除等手术，可事先做好回收自体血的准备，需要时经数层纱布滤过后输入。

（2）术前采血保存：对体质好的患者，估计此次手术范围较大，失血量较多，如体外循环者，手术前抽血存血库，待本人手术时使用。此法不需做血型鉴定和交叉配血试验，可节省血源，防止输血反应。

（二）成分血

是将血液成分进行分离，加工成各种血液制品，依据病情需要，输注有关血液成分，以达到一血多用的目的，副作用少，便于保存和使用，提高治疗效果。

1．红细胞

（1）全血分离血浆后剩余部分（仍含少量血浆）。

（2）洗涤红细胞（红细胞经生理盐水 3 次洗涤后，再加入适量生理盐水）适用于贫血和一氧化碳中毒患者。

2．白细胞浓缩悬液　4.0℃保存，48 小时内有效，可增加粒细胞获得率，适用于感染患者和化疗患者。

3．血小板浓缩悬液　22.0℃保存，24 小时内有效，适用于血小板减少或血小板功能障碍性出血的患者。

4．血浆

（1）普通血浆：有新鲜血浆与保存血浆两种。新鲜血浆是在采血后立即分离出来，可直接输入，含正常量的全部凝血因子，适用于凝血因子缺乏者；保存血浆是分离后血浆，可保存在 4.0℃冰箱内 6 个月，适用于血容量及血浆蛋白低的患者。

（2）冰冻血浆：普通血浆保存于 −20.0℃ ～ −30.0℃ 的温度下，有效期 1 年，使用时放在 37.0℃温水中解冻。

5．其他血液制品

（1）白蛋白制剂：用于治疗外伤、肾病、肝硬化和烧伤等低蛋白血症。

（2）各种凝血制剂、免疫球蛋白和转移因子等：用于治疗某些凝血因子缺乏，增强机体免疫力。

三、输血前准备

1．根据医嘱抽取血标本 2ml，与已填写的输血申请单、血型交叉配血检验单一起送往血库，进行血型鉴定和交叉配血试验（备血）。

2．凭提血单与血库人员共同做好"三查"、"八对"后取血。"三查"即查血的有效期、血的质量和输血装置是否完好；"八对"即对病人的姓名、床号、住院号、血瓶（袋）号、血型、交叉配血试验结果、血液种类和剂量。在交叉配血试验单上签名。

3．取血后勿剧烈震荡血液，以免红细胞大量破坏而引起溶血。不能将血液加温，以防止血浆蛋白凝固变性而引起反应，应在室温下放置 15～20 分钟后再输入。

4．回病区后，须与另一操作者一同按上述要求再次核对，确定无误方可输入。

5．输血前 30 分钟，肌内注射抗过敏药物，如地塞米松、苯海拉明。

四、输血方法

(一) 直接输血法

将供血者的血液抽出后立即输给受血者的方法。适用于无库血而急需输血者，或需少量输入新鲜血液的婴幼儿。

1. 用物

(1) 注射盘内另备 4% 枸橼酸钠，余同静脉注射用物。

(2) 无菌盘内置数副 50ml 注射器及粗针头。

2. 方法

(1) 向供血者和患者解释，以取得合作。供血者和患者分别卧于床上，露出一侧手臂。

(2) 注射器连针头抽取一定量抗凝剂（每 50ml 血中加 4% 枸橼酸钠溶液 5ml）。

(3) 从供血者静脉抽出血液，直接行静脉穿刺输给患者。操作时需三人配合，一人抽血，一人传递，一人输血。如此连续进行。更换注射器时，不需拔出针头，仅用手指按压穿刺部位前端静脉，以减少出血。

(4) 按要求输血量输血完毕，拔出针头，用棉球按压穿刺点片刻至无出血。清理用物，做好记录。

(二) 间接输血法

将已抽出的血液注入有无菌保养液的贮血袋或贮血瓶中，通过输血器输入患者静脉的方法。目前多采用密闭式输血法。

1. 用物　密闭式无菌输血器 1 套（图 7-10），静脉输液用物，血液，生理盐水。

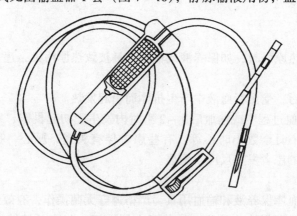

图 7-10　一次性输血器

2. 方法

(1) 按密闭式输液法先输入少量的生理盐水。

(2) 认真核对交叉配血单及血瓶（袋）标签，如为库血需认真检查血液质量（正常库存血液分为两层，上层血浆呈淡黄色，下层血细胞呈暗红色，两层之间界限清楚，无凝块。如血浆变红，血细胞呈暗紫色，两层界限不清，提示可能溶血，不能输用），确定无误方可输入。

(3) 以手腕旋转动作轻轻摇匀血液，用 2% 碘酊和 70% 乙醇或络合碘消毒血瓶瓶塞（或贮血袋上长塑料管上套的一段橡胶管），拔出生理盐水瓶上的针头，插入上述消毒部位。

(4) 输血开始速度宜慢，成人 15~20 滴/分钟左右，小儿酌减。观察 10 分钟后如无不适则根据需要调速，一般成人 40~60 滴/分钟，小儿酌减，对年老、体弱者及心肺疾病患者，更应谨慎，速度宜慢。大量出血患者可加压输血。

(5) 输入 2 袋以上的血液时，两袋血之间须输入少量生理盐水。待血液即将输完时，及时换滴生理盐水，使输液器内余血全部输入后拔针。

(6) 整理床单位，清理用物，做好记录。

五、输血注意事项

1. 正确采集血标本。为防止差错，禁止同时采集两个患者的血标本。

2. 输血前须两人核对无误后方可输入。

3. 输入血液内不得随意加入其他药品，如钙剂、酸性或碱性药物、高渗或低渗溶液，以防止血液凝集或溶解。

4. 输入 2 瓶以上血液时，两瓶血之间须输入少量的生理盐水。输血量较多时，可在室温内放置 15~20 分钟后再输入。

5. 输血中密切观察患者有无局部疼痛，有无输血反应。如发生严重反应，应立即停止输血，给予相应的处理，并保留余血以供检查，分析原因。

六、输血反应及处理

(一) 发热反应

1. 原因

(1) 主要由致热原引起，如保养液或输血用具被致热原污染，违反无菌操作原则而造成污染等。

(2) 多次输血后，受血者血液中产生抗体而引起发热。

2. 症状　在输血过程中或输血后 1~2 小时内发生。初起畏寒、寒战，继之体温升至 39℃ 以上，持续半小时至数小时不等。有些患者伴有头痛、恶心、呕吐、皮肤潮红等症状。施行全身麻醉的患者发热反应不明显。

3. 处理

(1) 严格管理血库保养液和输血用具，严格遵守无菌操作，有效地清除致热原。

(2) 反应轻者可减慢输血速度，症状可自行缓解；若症状继续发展，应立即停止输血，改用其他液体输入并更换输液器。

(3) 对症处理，畏寒、寒战时应保暖，给热饮料、热水袋，加盖被，高热时给予物理降温。

(4) 应用抗过敏药物，如异丙嗪、地塞米松等。

(5) 密切观察生命体征及病情的变化，根据不适进行相应处理。

(二) 过敏反应

1. 原因　患者为过敏体质，或输入血中含有致敏物质，以及曾多次输血，体内可产生过敏性抗体，再次输血时，抗原和抗体相互作用而致敏。

2. 症状　轻者可出现皮肤瘙痒、荨麻疹、轻度血管神经性水肿，重者出现喉头水肿、呼吸困难、支气管痉挛，甚至发生过敏性休克。

3. 处理

（1）加强对供血者的管理。勿选有过敏史的献血员；献血员在采血前4小时内不宜吃高蛋白和高脂肪食物，宜选用少量清淡饮食或糖水。

（2）反应轻者减慢滴速，重者立即停止输血并皮下注射0.1%肾上腺素0.5~1ml。可应用抗过敏药物及时对症处理，呼吸困难者吸氧，严重喉头水肿者行气管插管或气管切开，发生过敏性休克则予以抗休克治疗。

（三）溶血反应

溶血反应为最严重的输血反应，是指输入的红细胞或受血者的红细胞发生异常破坏，而引起一系列临床症状。这种反应发生较快，输入10~15ml即产生症状。

1. 原因　输入异型血即供血者和受血者血型不符造成血管内溶血，或ABO血型虽系同型但Rh因子系统不同，以及输血前红细胞已破坏溶解，均可发生溶血反应。

2. 症状　轻者与发热反应相似，重者症状明显，可很快发生休克，死亡率高。

开始阶段：由于红细胞凝集成团，阻塞部分小血管，造成组织缺血缺氧，可引起头胀痛、四肢麻木、腰背剧痛、胸闷、恶心呕吐等症状。

中间阶段：由于凝集的红细胞溶解，大量血红蛋白散布到血浆中，可出现黄疸和血红蛋白尿，同时伴有寒战、高热、大汗、皮肤湿冷、呼吸困难、脉搏细数、血压下降等休克症状。

最后阶段：由于大量血红蛋白从血浆中进入肾小管，遇酸性物质成为结晶体，阻塞肾小管，另一方面，抗原和抗体的相互作用又引起肾小管内皮细胞缺血、缺氧而坏死脱落，致使肾小管阻塞，从而出现急性肾功能衰竭症状，表现为少尿或无尿，尿内有管型和蛋白，尿素氮滞留，高钾血症和酸中毒，严重者可致死亡。

3. 处理

（1）输血前认真进行血型鉴定和交叉配血试验，严格执行查对制度和操作规程，杜绝差错事故发生。

（2）出现症状立即停止输血，给患者吸氧，将剩余血送检，重做血型鉴定和交叉配血试验，查找原因。

（3）建立静脉补液通道，以备抢救时静脉给药。严密观察患者生命体征，每15分钟测脉搏、呼吸、血压1次，以防休克发生。随时注意患者皮肤有无黄染。

（4）保护肾脏。为解除肾血管痉挛，可做双侧腰部封闭或肾区热敷。准确记录每小时尿量，注意尿色，测定尿中血红蛋白量。

（5）碱化尿液，可口服或静脉滴注碳酸氢钠，增加血红蛋白在尿液中的溶解度，减少沉积，避免肾小管阻塞。

（6）对尿少、尿闭者，可按急性肾功能衰竭处理，严格控制水分摄入量，纠正水、电解质紊乱，防止血钾升高，必要时行透析疗法。

（7）给予抗生素控制感染。

（四）大量输血后反应

大量输血一般指在 24 小时内紧急输血量大于或相当于患者总血容量。常见有循环负荷过重（肺水肿）、出血倾向、枸橼酸钠中毒反应等。

1. 循环负荷过重（肺水肿）　其原因、症状及处理同静脉输液反应。

2. 出血倾向

（1）原因：长期反复输血，或短时间内输入血液量较多，由于库血中血小板已基本破坏，凝血因子减少，而引起出血。

（2）症状：表现为皮肤、粘膜瘀点或瘀斑，穿刺部位可见大块瘀斑或手术伤口渗血等。

（3）处理：应密切观察患者意识、血压、脉搏等的变化，注意皮肤、粘膜或手术伤口有无出血。可间隔输入新鲜血或血小板悬液，以补充足够的血小板和凝血因子。

3. 枸橼酸钠中毒反应

（1）原因：大量输血时随之输入大量枸橼酸钠，如肝功能不全，枸橼酸钠尚未氧化即与血中游离钙结合而使血钙下降，以致凝血功能障碍，毛细血管张力减低，血管收缩不良，和心肌收缩无力等。

（2）症状：表现为手足搐搦，有出血倾向，血压下降，心率缓慢，甚至心跳骤停。

（3）处理：严密观察患者的反应。输入库血 1000ml 以上时，可静脉注射 10% 葡萄糖酸钙或氯化钙 10ml，以补充钙离子。

（五）其他

输血反应还可能有空气栓塞、细菌污染反应及因输血传染的疾病（如病毒性肝炎、疟疾、艾滋病及梅毒）等。严格筛选供血者，严格把握采血、贮血和输血操作的各个环节，这是安全输血的关键。

第八章　卧位及护理

卧位就是患者卧床的姿势。临床上为患者安置各种不同的卧位是为了便于检查、治疗和护理。如妇科检查时可采用截石位，灌肠时可采用侧卧位，呼吸困难时可采用半坐卧位等。医护人员应根据患者的病情需要，协助和指导患者采取正确卧位。

患者长期卧床，身心会受到很大压力，易出现精神萎靡、消化不良、便秘、肌肉萎缩等不良后果。由于局部皮肤长期受压、血液循环障碍、呼吸道分泌物不易咳出等原因，有些患者易发生褥疮、坠积性肺炎等并发症。因此，医护人员应定期为患者更换卧位。正确的卧位使患者感到舒适，并可预防多种不良反应和并发症的发生。

第一节　各种卧位

一、卧位的性质

1. 主动卧位　患者身体活动自如，体位可随意改变，称主动卧位。

2. 被动卧位　患者自身无变换卧位的能力，躺在被安置的卧位，称被动卧位。通常见于极度衰弱或意识丧失者。

3. 被迫卧位　患者意识存在，也有变换卧位的能力，由于疾病的影响被迫采取的卧位，称被迫卧位。如支气管哮喘发作时，由于呼吸极度困难而采取端坐位；胸膜炎患者取患侧卧位等。

二、常用卧位

（一）仰卧位

1. 去枕仰卧位

（1）适用范围：①用于昏迷或全身麻醉未清醒的患者，可防止呕吐物流入气管而引起窒息或肺部并发症。②用于椎管内麻醉或脊髓腔穿刺后的患者，以防止颅内压减低而引起头痛（穿刺后，脑脊液可自穿刺处漏出至脊膜腔外，造成颅内压过低，牵张颅内静脉窦和脑膜等组织而引起）。

（2）方法：去枕仰卧，昏迷或全身麻醉未清醒的患者头部应转向一侧，两臂放于身体两侧，将枕头横置于床头。

2．屈膝仰卧位

（1）适用范围：用于腹部检查或做导尿术等。

（2）方法：患者仰卧，两臂放于身体两侧，两膝屈起，稍向外分开。

3．中凹卧位

（1）适用范围：休克患者。抬高头胸部，有利于呼吸，抬高下肢，有利于静脉血回流，增加心输出量，而缓解休克症状。

（2）方法：抬高头胸部 10°～20°，抬高下肢 20°～30°（图 8－1）。

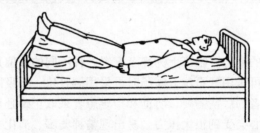

图 8－1　中凹卧位

（二）侧卧位

1．适用范围

（1）便于擦洗和按摩。

（2）灌肠、肛门检查、臀部肌内注射。

（3）配合胃镜检查。

（4）侧卧位和仰卧位交替，使患者舒适，变换受压部位，预防褥疮发生。

2．方法　患者侧卧，两臂屈肘，一手放于胸前，一手放于枕旁，下腿稍伸直，上腿弯曲（臀部肌内注射时，应下腿弯曲，上腿伸直，使臀部肌肉放松），必要时两膝之间、后背和胸腹前放置软枕给予支持（图 8－2）。

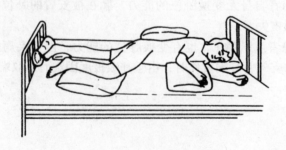

图 8－2　侧卧位

（三）半坐卧位

1．适用范围

（1）用于心肺疾患引起呼吸困难的患者，采取半坐卧位，由于重力作用使膈肌位置下降，胸腔容量扩大，同时腹内脏器对心、肺的压力减轻，使呼吸困难得到改善；急性左心衰竭患者采取半坐卧位，可使部分血液滞留在下肢和盆腔脏器内，使静脉血回流减少，从而减轻肺部淤血和心脏负担。

（2）用于腹腔、盆腔手术后或有炎症的患者，采取半坐卧位，可使腹腔渗出物流入盆腔，促使感染局限化，因盆腔腹膜抗感染性较强而吸收性较差，这样可减少炎症的扩散和毒素的吸收，从而减轻中毒反应，同时又可防止感染向上蔓延而引起膈下脓肿。

（3）用于腹部手术后的患者，采取半坐卧位，可减轻腹部伤口缝合处的张力，避免疼痛，有利于伤口愈合。

（4）用于某些面部或颈部手术后的患者，采取半坐卧位，可减少局部出血。

（5）用于恢复期体质虚弱的患者，采取半坐卧位，使患者逐渐适应体位改变，有利于向站立过渡。

2. 方法

（1）摇床：先摇起床头支架成 30°～50°角，再摇起膝下支架，可防止身体下滑，扩大身体支撑面。必要时床尾可放一软枕，以免患者足底触及床栏（图 8－3）。放平时，先摇平膝下支架，再摇平床头支架。

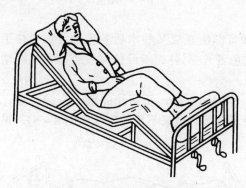

图 8－3 半坐卧位——摇床

（2）靠背架：若无摇床可用靠背架。将患者上半身抬高，在床头褥垫下放一靠背架，患者下肢屈膝，用中单包裹膝枕垫在膝下，将中单两端用带子固定于床缘，以免患者下滑（图 8－4）。余同摇床。

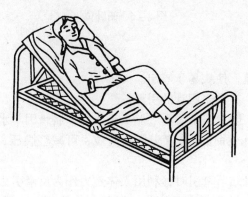

图 8－4 半坐卧位——靠背架

（四）端坐位

1．**适用范围** 用于急性肺水肿、心包积液及支气管哮喘发作时，由于呼吸极度困难，患者被迫日夜端坐。

2．**方法** 患者坐起，床上放一跨床小桌，桌上放一软枕，身体稍前倾，可伏于小桌上休息；用床头支架或靠背架将床头抬高70°~80°，使患者的背部也能向后依靠，同时膝下支架抬高15°~20°，以防身体下滑（图8-5）。急性肺水肿患者两下肢下垂。

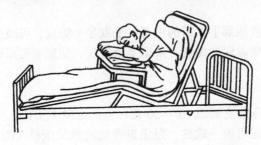

图8-5 端坐位

（五）俯卧位

1．**适用范围** 用于腰背部检查或某些术后的患者（如脊柱手术、腰背部手术、臀部有伤口不能平卧或侧卧的患者）。另外，俯卧位时腹腔容积相对增大，可用于缓解因胃胀气所致的腹痛。

2．**方法** 患者俯卧，头偏向一侧，两臂屈曲放于头的两端，两腿伸直，胸下、髋部及踝部各放一软枕，使患者姿势舒适又不影响呼吸（图8-6）。酌情在腋下放一小软枕支托。

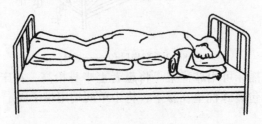

图8-6 俯卧位

（六）头低足高位

1．**适用范围**

（1）肺部分泌物引流，使痰易于咳出。

（2）十二指肠引流，有利于胆汁的引流。

（3）妊娠胎膜早破，防止脐带脱垂（胎头未入盆，脐带因羊水的冲力滑入阴道内，可导致脐带脱垂，威胁胎儿生命），采取头低足高位，可减轻腹压，降低羊水流出的冲力，避免并发症的发生。

（4）跟骨牵引或胫骨结节牵引时，利用人体重力作为反牵引力，防止下滑。

2．**方法** 患者仰卧，枕头横立于床头，以防碰伤头部，床尾用木墩或其他支托物垫高15~30cm（图8-7）。

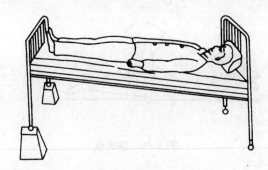

图8-7 头低足高位

（七）头高足低位

1.适用范围

（1）颈椎骨折进行颅骨牵引时作反牵引力。

（2）预防脑水肿，减轻颅内压。

（3）开颅手术后，也常取此卧位。

2.方法 患者仰卧，床头用木墩或其他支托物垫高15～30cm，视病情而定，枕头横立于床尾，以防足部触及床栏（图8-8）。

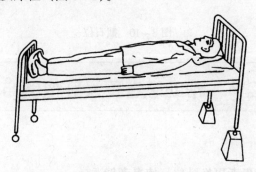

图8-8 头高足低位

（八）膝胸位

1.适用范围

（1）用于肛门、直肠、乙状结肠的检查及治疗。

（2）用于矫正子宫后倾及胎位不正，如臀先露。

2.方法 患者跪卧，两小腿平放床上稍分开，大腿与床面垂直，胸贴床面，腹部悬空，臀部抬起，头转向一侧，两臂屈肘，放于头的两侧（图8-9）。

（九）截石位

1.适用范围 会阴、肛门部位的检查、治疗或手术，如膀胱镜、妇产科检查和产妇分娩等。

2.方法 患者仰卧于检查台上，两腿分开，放于支腿架上，臀部齐床边，两手放在胸部或身体两侧（图8-10）。应注意保暖和遮挡。

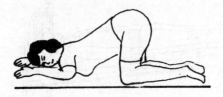

图 8-9 膝胸位

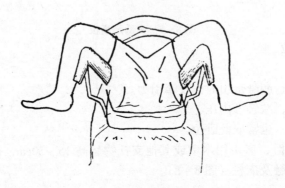

图 8-10 截石位

第二节 帮助患者更换卧位的方法

一、目的

1. 协助不能起床的患者更换卧位，使患者舒适。
2. 预防并发症，如褥疮、坠积性肺炎等。
3. 适应治疗和护理的需要。

二、方法

(一) 帮助患者翻身侧卧

1. **用物准备** 酌情准备床挡、约束带、支被架、软枕等。

2. **操作步骤**

(1) 核对床号、姓名，解释操作目的、过程及注意事项，并示范操作要领。

(2) 将各种导管及输液装置等安置妥当，必要时将盖被折叠至床尾或一侧。

(3) 患者仰卧，两手放于胸前。

(4) 翻身。

一人协助翻身法：①先将患者双下肢移近操作者侧床缘，再将肩部、臀部外移，助患者两腿屈膝。②一手托肩，一手扶膝，轻轻将患者转向对侧，使患者背向操作者。（图 8 -11）

二人协助翻身法：①两人站在床的同一侧，一人托住患者颈肩部和腰部，另一人托住患者臀部和腘窝部，两人同时将患者抬起移向近侧。②分别托扶患者的肩、腰、臀和膝部，轻轻将患者翻向对侧。（图8－12）

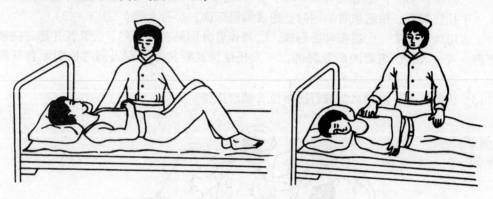

图8－11 一人协助患者翻身侧卧床意图

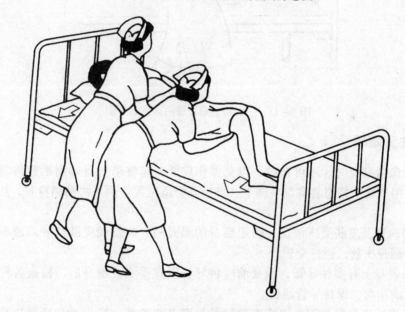

图8－12 二人协助患者翻身侧卧示意图

（5）按侧卧位要求，在患者的背部、胸前及两膝间垫上软枕。

（6）记录翻身时间和皮肤情况。

（二）帮助患者移向床头法

其目的是协助已滑向床尾而不能自己移动的患者移向床头，使患者感到舒适。

1.用物准备 同帮助患者翻身侧卧法。

2.操作步骤

（1）向患者及家属解释操作目的、过程及配合事项。

（2）将各种导管及输液装置等安置妥当，必要时将盖被折叠至床尾或一侧。

（3）根据病情放平床头支架，枕头横立于床头，以免损伤患者。

（4）移动患者。

一人协助移动法：①患者仰卧屈膝，双手握住床头栏杆。②操作者一手托住患者肩部，一手托住臀部；抬起患者的同时，患者脚蹬床面，挺身上移。（图 8 – 13）

二人协助移动法：①患者仰卧屈膝。②操作者分别站在床两侧，交叉托住患者的肩部和臀部，或一人托住患者的肩及腰部，一人托住臀及腘窝部，两人同时抬起患者移向床头。

（5）放回枕头，协助患者取舒适卧位，整理床铺。

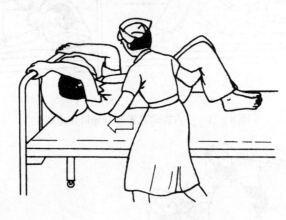

图 8 – 13   一人协助患者移向床头示意图

三、注意事项

1．帮助患者翻身时，不可拖拉，以免擦伤皮肤，应将患者身体稍抬起再翻身。移动体位后，须用软枕垫好患者背部及膝下，维持其舒适位置。两人协助翻身时，注意动作协调轻稳。

2．根据病情及皮肤受压情况，确定翻身间隔时间。如发现皮肤红肿或破损，应及时处理，增加翻身次数，做好交班。

3．如患者身上有多种导管，翻身前应将导管安置妥当，翻身后，检查各种导管是否脱落、移位或扭曲，保持导管通畅。

4．为手术后患者翻身前，要检查敷料是否潮湿或脱落，应先换药后再进行翻身。颅脑手术后的患者，头部转动过剧可引起脑疝，压迫脑干，导致突然死亡，故一般只能卧于健侧或平卧。颈椎和颅骨牵引的患者，翻身时不可放松牵引。石膏固定和有较大伤口的患者，翻身后应将患侧放于适当位置，防止受压。

5．翻身时，注意节力，让患者尽量靠近操作者，使重力线通过支撑面保持平衡，缩短重力臂，达到省力目的。

第九章 膀胱置管技术

排尿是机体将新陈代谢的产物排出体外的生理过程，也是维持生命的必要条件。患者因疾病丧失自理能力或缺乏有关的保健知识，不能正常进行排尿活动时，医护人员应理解、同情和尊重患者，给予指导和援助，以满足患者排尿方面的基本生理需要。

第一节 排尿的观察和处理

一、尿液的观察

（一）正常尿液的观察

正常情况下，排尿受意识支配，无痛，无障碍，可自主随意进行。成人白天排尿 3～5 次，夜间 0～1 次，每次尿量约 200～400ml，一昼夜尿量约 1000～2000ml。

正常尿液呈淡黄色，澄清、透明，比重为 1.015～1.025，pH 值为 5～7，呈弱酸性。正常尿液的气味来自尿内的挥发性酸，如静置一段时间后，因尿素分解产生氨，故有氨臭味。

（二）异常尿液的观察

1. 次数和量

（1）尿频：排尿次数增多。

（2）多尿：24 小时尿量超过 2500ml，可见于糖尿病、尿崩症等患者。

（3）少尿：24 小时尿量少于 400ml 或每小时尿量少于 17ml，可见于心、肾疾病和休克等患者。

（4）无尿：24 小时尿量少于 100ml，可见于严重的心、肾疾病和休克等患者。

2. 颜色　肉眼血尿呈红色或棕色，血红蛋白尿呈酱油色或浓红茶色，胆红素尿呈黄褐色，脓尿呈白色混浊状，乳糜尿呈乳白色。

3. 透明度　尿中有脓细胞、红细胞及大量上皮细胞、粘液、管型等时可出现尿液混浊。

4. 气味　新鲜尿即有氨臭味，提示泌尿道感染；糖尿病酮症酸中毒时，因尿中含有丙酮，会有烂苹果样气味。

5.膀胱刺激征 表现为每次尿量少，伴有尿频、尿急、尿痛。

二、排尿异常的处理

（一）尿失禁

指排尿失去控制，尿液不自主地流出。

1.尿失禁分类

（1）真性尿失禁：即膀胱内稍有一些存尿便会不自主地流出，膀胱处于空虚状态。

原因：脊髓初级排尿中枢与大脑皮质之间联系受损，如昏迷、截瘫。因排尿反射活动失去大脑皮质的控制，膀胱逼尿肌出现无抑制性收缩。还见于因手术、分娩所致的膀胱括约肌损伤或支配括约肌的神经损伤，病变所致膀胱括约肌功能不良。

（2）假性尿失禁（充溢性尿失禁）：即膀胱内贮存部分尿液，当膀胱充盈达到一定压力时，即可不自主地溢出少量尿液，当膀胱压力降低时，排尿即停止，但膀胱仍呈胀满状态而不能排空。

原因：脊髓初级排尿中枢活动受抑制，膀胱充满尿液，内压增高，迫使少量尿液流出。

（3）压力性尿失禁：即当咳嗽、打喷嚏或运动时腹肌收缩，腹内压升高，以致不自主地有少量尿液流出。

原因：膀胱括约肌张力减低，骨盆底部肌肉及韧带松弛。多见于中老年女性。

2.尿失禁的处理措施 长期尿失禁患者，皮肤长期受尿液的刺激，易导致褥疮等并发症发生。医务人员应采取积极有效的措施，保持患者床单位的清洁、干燥，以防止发生并发症。

（1）心理护理：尿失禁患者的心理压力较大，常感到自卑和忧郁，期望得到理解和帮助，护士应尊重患者人格，给予安慰和鼓励，使其树立信心，积极配合治疗和护理。

（2）皮肤护理：保持皮肤清洁干燥，使用尿垫，床单下铺橡胶或塑料单及中单，常用温水清洗会阴部，定时按摩受压部位，以预防褥疮的发生。

（3）设法接尿：女患者可用女式尿壶紧贴外阴接取尿液；男患者可置尿壶于外阴合适部位接取尿液，或采用阴茎套连接引流袋接尿，但此法只宜短时间采用。

（4）留置导尿管引流：对长期尿失禁患者给予留置导尿管持续导尿或定时放尿，可避免尿液浸湿床褥，刺激皮肤发生褥疮。

（5）室内环境：定期开门窗通风换气，除去不良异味，保持室内空气清新，使患者舒适。

（6）观察排尿反应：充溢性尿失禁患者膀胱充盈时可能出现腹胀、不安，应注意观察，争取在尿液溢出前帮助患者试行接尿。对慢性病或老年患者可每隔2~3小时给予便器1次，有意识地控制排尿。

（7）健康教育

①嘱患者每日摄入液体2000~3000ml，因为多饮水能促进排尿反射，并可预防泌尿道感染。但入睡前限制饮水，以减少夜间排尿量。

②训练膀胱功能。初起每隔1~2小时让患者排尿，以手掌用柔力自膀胱上方持续向

下压迫，使膀胱内尿液被动排出，以后渐渐延长排尿时间，并锻炼盆底肌，促进排尿功能恢复。

③进行盆底肌锻炼。指导患者取立位、坐位或卧位，试做排尿（或排便）动作，先慢慢收紧，再缓缓放松，每次 10 秒左右，连续 10 遍。每日进行 5～10 次锻炼，以不觉疲乏为宜。

（二）尿潴留

指膀胱内潴留大量尿液而不能自主排出。尿潴留时由于膀胱容积增大，患者主诉下腹痛，排尿困难，体检可见耻骨上膨隆，扪及囊样包块，叩诊呈实音。可采取以下处理措施：

1. 心理护理　根据患者的心态给予解释和安慰，以缓解其窘迫及焦虑不安。
2. 提供排尿的环境　挂床帘或用屏风遮挡，以达到视觉隐蔽；适当调整治疗时间，使患者安心排尿。
3. 调整体位和姿势　酌情为卧床患者略抬高上身或扶助患者坐起，尽量以习惯姿势排尿。对需绝对卧床的患者或某些手术患者，应事先有计划地训练床上排尿，以免因排尿姿势改变而导致尿潴留。
4. 热敷、按摩下腹部　以放松肌肉，促进排尿。
5. 利用条件反射诱尿　如让患者听流水声，或用温水冲洗会阴部。
6. 利用药物或针灸促进排尿　根据医嘱给予肌内注射卡巴可或采用针灸治疗等。
7. 导尿　经上述处理无效时，根据医嘱采取导尿术。

第二节　导尿术

一、导尿术

导尿术是在严格无菌操作下，用导尿管经尿道插入膀胱引出尿液的方法。

（一）目的

1. 为尿潴留患者放出尿液，以减轻痛苦。
2. 协助临床诊断，如留取不受污染的尿标本进行细菌培养，测量膀胱容量、压力，检查残余尿，进行尿道或膀胱造影等。
3. 为膀胱肿瘤患者进行膀胱腔内化疗。

（二）实施

1. 用物

（1）治疗盘内备无菌导尿包 1 个，内装治疗碗或弯盘 2 个，导尿管 10 号、12 号各 1 根，小药杯 1 个，内盛棉球 4 个，血管钳 2 把，润滑棉球瓶 1 个，标本瓶 1 个，洞巾 1 块；外阴清洁用物，包括治疗碗 1 个，内盛消毒液棉球 10～20 个，血管钳或镊子 1 把，弯盘 1 个，手套 1 只或指套 2 只；无菌持物钳及其容器 1 套，无菌手套 1 双，消毒溶液。

（2）小橡胶单，治疗巾，浴巾，便器及便盆巾，屏风，男患者导尿时增加纱布 2 块。

（3）酌情关闭门窗，适当调整室温，挂床帘或用屏风遮挡，注意视觉隐蔽。

2. 操作步骤

(1) 女患者导尿术：女性尿道短，约 3~5cm，富于扩张性，尿道外口位于阴蒂下方，呈矢状裂。

①操作前准备：洗手，戴口罩，备齐用物，携带至患者床旁，核对并解释。酌情关闭门窗，屏风遮挡，指导或协助患者清洗外阴。

②准备患者：操作者站在患者右侧，松开床尾盖被，协助患者脱去对侧裤脚遮盖在近侧腿上，对侧腿和上身用盖被遮盖。帮助患者取屈膝仰卧位，两腿略外展，露出外阴，垫橡胶单、治疗巾或一次性尿垫于臀下。

③清洗外阴：将弯盘置于外阴处，治疗碗放于两腿间。右手持血管钳夹 0.5%碘伏溶液棉球消毒外阴（阴阜及大阴唇），左手拇指、食指戴指套（或手套）分开大阴唇，清洗小阴唇及尿道口（上至阴阜，下至肛门），由外向内，自上而下，每个棉球限用 1 次。将污棉球放于弯盘内。清洗毕，取下指套或手套放于弯盘内，并将弯盘置于床尾。

④铺巾、消毒：取无菌导尿包置于患者两腿间，打开导尿包，倒 0.5%碘伏于小杯内，戴无菌手套，铺孔巾，使孔巾和导尿包形成一无菌区。将导尿管及 1 把血管钳放于弯盘内，润滑导尿管前端。将另一弯盘、血管钳及小药杯移近外阴处，以左手分开并固定小阴唇，右手持血管钳夹 0.5%碘伏溶液棉球自上而下、由内向外分别消毒尿道口及小阴唇（尿道口消毒 2 次），每个棉球限用 1 次。污棉球、小药杯及用过的血管钳移至床尾。

⑤插管：将盛导尿管之弯盘移近孔巾口，用血管钳持导尿管前端对准尿道口轻轻插入尿道约 4~6cm，见尿液流出，再插入 1cm 左右，松开左手固定导尿管。如需放出尿液，将尿引入无菌弯盘内（图 9-1）。尿液流满后，夹住尿管末端，将尿液倒入便盆内。如需做尿培养，在无菌操作下用无菌标本瓶接取尿液 5ml，盖好瓶盖。

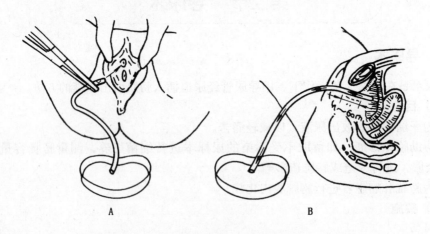

A   B

图 9-1 女患者导尿术——插管并导尿

⑥拔管：导尿毕，轻轻拔出尿管，撤去孔巾，擦净外阴，脱手套。

⑦整理、记录：协助患者穿裤，取舒适卧位。整理床铺及用物，做好记录。将尿标本贴好标签后送检。

(2) 男患者导尿术：男性成人尿道长约 18~20cm，有两个弯（耻骨前弯和耻骨下弯），前弯可活动而下弯是固定的，有 3 个狭窄部（外口、膜部和内口）。因此，在导尿时，必须掌握这些解剖特点，使患者能顺利地接受导尿。

①操作前准备：洗手，戴口罩，备齐用物，携至患者床旁，核对并解释。

②准备患者：协助患者清洁外阴后取仰卧位，两腿平放略分开，露出阴部。操作者站在患者右侧，将橡胶单、治疗巾或一次性尿垫垫于臀下。

③擦洗外阴：夹取0.5%碘伏溶液棉球依次擦洗阴阜、阴囊和阴茎（自阴茎根部向尿道口擦拭）。再用左手持无菌纱布裹住阴茎，将包皮向后推以暴露尿道口，自尿道口向外旋转擦拭消毒尿道口、包皮及冠状沟。每个棉球只用1次。污棉球、手套置弯盘内移置床尾。垫无菌纱布于阴囊和阴茎之间。

④消毒：在患者两腿间打开导尿包，倒0.5%碘伏于小杯内。戴手套，铺孔巾，润滑导尿管后仍放于弯盘内。将弯盘和1把血管钳及小杯移近外阴处，左手用纱布包裹阴茎，提起阴茎使之与腹壁成60°角（图9-2），使耻骨前弯消失，将包皮后推露出尿道口，用0.5%碘伏棉球再次消毒尿道口、龟头及冠状沟数次。污棉球、小药杯、血管钳置床尾弯盘内。

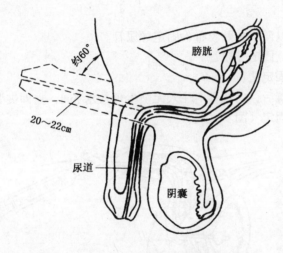

图9-2　男患者导尿时阴茎与腹壁成60°角

⑤插管：左手固定阴茎，右手将无菌治疗碗或弯盘置洞巾旁，嘱患者张口呼吸，持另一血管钳夹导尿管对准尿道口轻轻插入尿道约20~22cm（相当于导尿管的1/2长度），见尿液流出，再继续插入2cm，用弯盘接取尿液。插导尿管时如因膀胱颈部肌肉收缩产生阻力，应稍停片刻，嘱患者深呼吸，再慢慢插入。

⑥做尿培养和导尿后拔管方法同女患者导尿术。

（三）注意事项

1．用物必须无菌，并严格执行无菌操作，以防泌尿系统感染。

2．选择光滑、粗细适宜的导尿管，插管时动作要轻柔，避免损伤尿道粘膜。

3．耐心解释，保护患者自尊，操作环境要遮挡。

4．为女患者导尿时，如导尿管误插入阴道，须更换导尿管重新插入。

5．对膀胱高度膨胀且又极度衰弱的患者，第一次放尿不应超过1000ml。因大量放尿导致腹腔内压力突然降低，大量血液滞留于腹腔血管内，可导致血压突然下降而虚脱；又因为膀胱内突然减压，可引起粘膜急剧充血而发生血尿。

二、留置导尿管术

留置导尿管术是指在导尿后将导尿管保留在膀胱内引流尿液的方法。

(一) 目的

1. 抢救危重、休克患者时正确记录尿量，测尿比重，以观察病情。

2. 盆腔内器官手术前引流尿液，排空膀胱，以免术中误伤膀胱。

3. 某些泌尿系统疾病手术后留置导尿管，便于持续引流和冲洗，并可减轻手术切口的张力，有利于愈合。

4. 昏迷、截瘫或会阴有伤口者保留导尿管以保持会阴部清洁干燥。

(二) 实施

1. 用物　同导尿术用物。另备无菌集尿袋、橡皮圈、安全别针、宽胶布。为防止导尿管脱落，以选择无菌气囊导尿管（16～18号）为宜。还需另备10ml无菌注射器、无菌生理盐水。

2. 操作步骤

(1) 剃去阴毛，以便于粘贴胶布，固定导尿管。

(2) 行导尿术后，固定导尿管。

①带气囊导尿管固定法

将导尿管插入膀胱后，向气囊内注入无菌生理盐水5ml，立即夹紧气囊末端，轻拉导尿管以证实导尿管已固定（图9-3）。

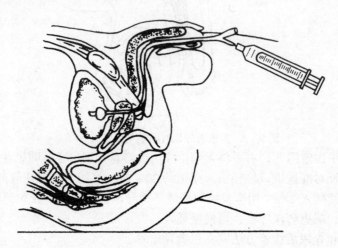

图9-3　带气囊导尿管留置法

②胶布固定法

女性：用宽4cm、长12cm的胶布，上1/3贴于阴阜上，下2/3剪成3条分别贴于导尿管及两侧大阴唇上（图9-4）。亦可用2～3条胶布分别将导尿管固定在一侧大阴唇和大腿内侧1/3处（图9-5）。

男性：取长12cm、宽2cm的胶布，在一端的1/3处两侧各剪一个小口，折叠成无胶面，制成单翼蝶形胶布。将2条蝶形胶布粘贴于阴茎两侧，再用细长胶布作半环形（开口

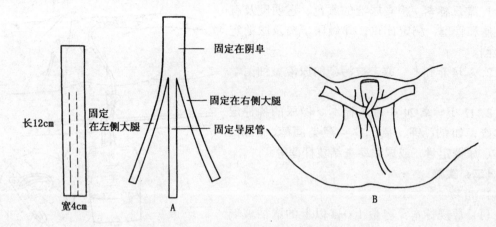

图9-4 女患者留置导尿管胶布固定法之一

处向上）固定蝶形胶布（图9-6），在距离尿道口1cm处用细绳将导尿管和蝶形胶布折叠端扎住，剪去线头。导尿管交替固定于大腿内侧或腹壁上（固定于腹壁可以比较自然地保持尿道的解剖位置，避免损伤）。

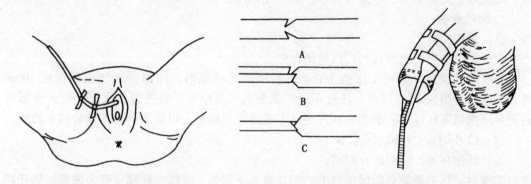

图9-5 女患者留置导尿管
胶布固定法之二

图9-6 男患者留置导尿管胶布固定法（ABC 为蝶形
胶布制作过程）

（3）将导尿管末端与集尿袋相连，引流管应留出足以翻身的长度，用橡皮圈和安全别针固定在床单上，以防止翻身牵拉使导尿管滑脱（图9-7）。留置导尿管期间注意保持导尿管引流通畅，避免受压、扭曲、堵塞等致引流不畅，以免造成观察、判断病情失误。保持尿道口清洁，并嘱患者注意多饮水，以防发生逆行感染。

（4）停止留置导尿管时，先排尽尿液，然后用注射器抽出气囊中的液体（或轻轻撕脱胶布），嘱患者深呼吸并放松，轻稳地拔出导尿管。助患者穿裤，置舒适体位。记录拔管时间、尿液、引流量和患者反应。

三、尿标本的采集

（一）目的

采集尿液标本，通过实验室的物理、化学、细菌学等检查，以帮助对疾病作出准确的诊断。

1.常规标本 检查尿液的颜色、透明度及有无细胞和管型，测定比重，并做尿蛋白及尿糖定性检测。

2.尿培养标本 取未被污染的尿液做细菌学检查。

3.12 小时或 24 小时尿标本 做尿的各种定量检查，如钠、钾、氯、17－羟类固醇、肌酐、肌酸、尿糖定量，或尿浓缩查结核杆菌等。

（二）实施

1.用物

（1）常规标本：容量 100ml 以上的清洁玻璃瓶。

（2）12 小时或 24 小时尿标本：容量 3000ml 以上的清洁带盖的大口容器、防腐剂。

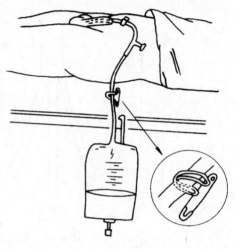

图 9-7 集尿袋的应用

（3）尿培养标本：有盖培养试管、无菌纱布、无菌棉签、长柄试管木夹、便器、火柴、酒精灯、无菌手套、导尿包（必要时）、消毒液。

2.操作步骤

（1）常规标本

①核对，向患者解释目的，以取得合作。

②嘱患者晨起将第一次尿约 150ml 留于清洁玻璃瓶内，除测定尿比重需留尿 100ml 外，其余检验留尿 50ml 即可。注意不可将粪便混入尿液中。昏迷患者或尿潴留的患者可通过导尿术留取尿标本。女患者在月经期不宜留取尿标本，以免影响标本检验的准确性。

（2）12 小时或 24 小时尿标本

①容器贴标签，注明起止时间。

②核对，向患者解释留尿的目的，指导患者于清晨 7 时排空膀胱（弃去尿液）后开始留尿，至次晨 7 时留完最后一次尿液，将 24 小时全部尿液留于容器中送检。如留 12 小时尿标本，则自晚 7 时至次晨 7 时止。

③将盛尿容器置阴凉处，并根据检验要求加入防腐剂，避免久放变质。常用防腐剂的作用及方法见表 9-1。

表 9-1 常用防腐剂的作用及方法

名称	作用	用法	举例
甲醛	固定尿中有机成分，防腐	24 小时尿液中加入 40% 甲醛 1～2ml	爱迪计数
浓盐酸	防止尿中激素被氧化，防腐	24 小时尿液中加 5～10ml	17－酮类固醇 17－羟类固醇
甲苯	保持尿液的化学成分不变，防腐	每 100ml 尿液加 0.5%～1% 甲苯 2ml（甲苯应在第一次尿液倒入后再加，使之形成薄膜覆盖尿液表面，防止细菌污染）	尿蛋白定量，尿糖定量，钠、钾、氯、肌酐、肌酸检查

（3）尿培养标本

①核对，向患者解释目的，确认膀胱充盈（有尿意）。

②按导尿术清洁、消毒外阴，但不铺洞巾。

③嘱患者自行排尿，弃去前段尿，以试管夹夹住无菌试管，接取中段尿 5ml，盖紧塞子，贴标签。

④协助患者穿裤，整理床单位，清理用物。及时送检标本。

第三节 膀胱冲洗

膀胱冲洗是指利用导尿管将溶液灌入到膀胱内，再藉用虹吸原理将灌入的液体引流出来的方法。

一、目的

1. 对留置导尿管的患者，保持其尿液引流通畅。

2. 清除膀胱内的血凝块、粘液、细菌等异物，预防感染。

3. 治疗某些膀胱疾病，如膀胱炎、膀胱肿瘤。

二、实施

（一）用物

1. 开放式膀胱冲洗

（1）无菌治疗盘内置治疗碗 2 个，镊子 1 把，70%的乙醇棉球数个，纱布 2 块，无菌膀胱冲洗器 1 套。

（2）弯盘、便盆及便盆巾。

2. 密闭式膀胱冲洗

（1）无菌治疗盘内置治疗碗 1 个，镊子 1 把，70%的乙醇棉球数个，无菌膀胱冲洗装置 1 套，血管钳 1 把。

（2）开瓶器、输液调节器、输液架、输液瓶套、便盆、便盆巾。

（3）常用冲洗溶液有生理盐水、0.02%呋喃西林、3%硼酸液、氯己定液、0.1%新霉素溶液等。灌入溶液的温度约为 38.0℃~40.0℃。若为前列腺肥大摘除术后患者，用冰生理盐水灌洗。

（二）操作步骤

1. 按导尿术插好导尿管，按留置导尿管术固定导尿管并排空膀胱。选择冲洗方式冲洗膀胱。

开放式膀胱冲洗：

（1）分开导尿管与集尿袋引流管接头连接处，用 70%的乙醇棉球分别消毒导尿管口和引流管接头，并用无菌纱布包裹。

（2）取膀胱冲洗器吸取冲洗液，接导尿管，缓缓注入膀胱。

（3）注入一定量后取下冲洗器让冲洗液自行流出或轻轻抽吸。如此反复冲洗，直至流出液澄清为止。

密闭式膀胱冲洗：

（1）用开瓶器开启冲洗液瓶铝盖中心部分，常规消毒瓶塞，打开膀胱冲洗装置，将冲洗导管针头插入瓶塞，将冲洗液瓶倒挂于输液架上，排气后用血管钳夹闭导管。

（2）分开导管与集尿袋引流管接头连接处，用70％乙醇消毒导尿管口和引流管接头，将导尿管和引流管分别与"Y"形管的两个分管相连接，"Y"形管的主管连接冲洗导管（图9-8）。

（3）夹闭引流管，开放冲洗管，使溶液滴入膀胱，调节滴速，待患者有尿意或滴入溶液200～300ml后，夹闭冲洗管，放开引流管，将冲洗液全部引流出来后，再夹闭引流管。

（4）按需要如此反复冲洗。在冲洗过程中，经常询问患者感受，观察患者反应及引流液性状。

2．冲洗完毕，取下冲洗管，消毒导尿管口和引流管接头并连接。

3．清洁外阴部，固定好导尿管。

4．协助患者取舒适卧位，整理床单位，清理用物。

5．洗手，记录冲洗液名称、冲洗量、引流量、引流性质及冲洗过程中患者的反应等。

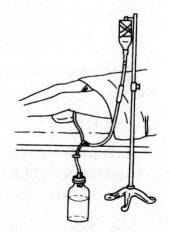

图9-8　膀胱冲洗术

三、注意事项

1．进行膀胱冲洗时，应先排空膀胱，降低膀胱内压，以便于冲洗液顺利滴入膀胱。

2．严格遵守无菌操作技术，防止导尿管和引流管接头污染，以免发生逆行感染等并发症。

3．保持引流通畅，避免导尿管反折、扭曲、受压等造成引流不畅。"Y"形管须低于耻骨联合，以便引流彻底。

4．冲洗时压力不宜过高，瓶内液面距床面约60cm为宜。滴速不宜过快，一般滴速为每分钟60～80滴为宜，以防止患者尿意强烈，膀胱收缩，迫使冲洗液从导尿管侧溢出尿道外。

5．如系滴入治疗用药，须在膀胱内保留30分钟后再引流出体外。

6．每天冲洗3～4次，每次冲洗量500～1000ml。

7．密切观察病情变化，注意观察患者的反应及引流液的颜色、性状、液量等。若患者出现不适或有出血情况，立即停止冲洗并积极处理。

第十章 灌肠治疗技术

排便与排尿一样，都是机体将新陈代谢所产生的废物排出体外的生理活动过程，是人体的基本生理需要之一，也是维持生命的必要条件。许多因素直接或间接地影响人体的排便活动而使机体出现健康问题。因此，医护人员应掌握与排便有关的知识和技术，帮助或指导人们维持正常的排便功能，满足其排便的需要。

第一节　肠活动的观察

一、对粪便的观察

（一）对正常粪便的观察

成人每日排便 1～2 次，平均量约 150～200g。粪便柔软成形，呈黄褐色，含极少量粘液，有时伴有未消化的食物残渣。粪便的气味是由于蛋白质经细菌分解发酵而产生。粪便的量和颜色随摄入食物的量及种类而变化，也可受药物的影响。

（二）对异常粪便的观察

1. 形状　当消化不良或患急性肠炎时，排便次数增多，呈糊状或水样便；当便秘时，粪质干结坚硬，有时呈栗子样；直肠、肛门狭窄或部分肠梗阻时，粪便呈条状或带状。

2. 颜色　柏油样便见于上消化道出血；暗红色便见于下消化道出血；陶土色便见于胆道完全阻塞；果酱样便见于阿米巴痢疾或肠套叠；粪便表面鲜红或排便后有鲜血滴出见于肛裂或痔疮出血。

3. 气味　酸臭味见于消化不良；腐臭味见于直肠溃疡、肠癌；腥臭味见于上消化道出血。

4. 混合物　粪便中混有大量粘液常见于肠炎；伴有脓血常见于痢疾、直肠癌；肠道寄生虫病患者的粪便中可查见蛔虫、蛲虫等。

二、排便异常的观察及处理

（一）便秘

便秘指排便次数减少，每2～3天或更长时间1次，无规律性，粪质干硬，排便困难，常伴有头痛、乏力、食欲不振、腹痛腹胀、消化不良等。

1. **心理护理** 了解患者的心态和排便习惯，给予耐心解释及指导，以消除患者的顾虑。

2. **提供排便的环境** 同尿潴留护理。

3. **取适当的体位和姿势** 如病情许可，患者取坐位排便，床旁置椅子或厕所装扶手，以便撑扶。卧床患者可酌情略抬高上身，以利排便。如患者因起床排便感到疲劳，或心脏病患者因用力排便有不适反应时，应立即扶其卧床休息。

4. **腹部按摩** 用单手或双手的食指、中指、无名指重叠在左下腹乙状结肠部深深按下，由近心端向远心端做环状按摩，以刺激肠蠕动，帮助排便。

5. **口服缓泻剂** 按医嘱给予缓泻剂。

6. **保健指导**

（1）定时排便：向患者讲解有关排便的知识，养成定时排便的习惯。

（2）建立合理的食谱：多吃蔬菜、小米、粗粮等含膳食纤维多的食物，多饮水，病情许可时每日液体摄入量不小于2000ml，适当摄取油脂类食物。

（3）鼓励患者适当运动：如散步、做体操、打太极拳等。

（4）提供适当的排便环境：床上使用便盆时，最好采取坐姿或抬高床头（特殊情况例外）。病情允许时让患者下床去厕所排便。对需要绝对卧床的患者或某些术前患者，应有计划地训练其在床上使用便盆，以逐渐适应卧床排便之需。

（5）指导患者或家属进行腹部环形按摩：排便时用手自右沿结肠解剖位置向左环行按摩，可促进降结肠的内容物向下移动，并可增加腹内压，促进排便。指端轻压肛门后端也可促进排便。

（6）按医嘱给予口服缓泻剂：缓泻剂可使粪便中的水分含量增加，加快肠蠕动，加速肠内容物的运行，而起导泻作用。使用缓泻剂时应根据患者的特点及病情选用。对于老人、小孩应选择作用缓和的缓泻剂，慢性便秘的患者可选用番泻叶、果导（酚酞）、大黄等。

7. **使用简易通便剂** 通常用开塞露、甘油栓等。其作用机制是软化粪便，润滑肠壁，刺激肠蠕动，从而促进排便。

8. **灌肠** 上述方法无效时，给予灌肠。

（二）腹泻

腹泻指肠蠕动增快，排便次数增多，粪质稀薄不成形。腹泻时常伴有恶心、呕吐、腹痛、里急后重。粪便中可有粘液或少量血液。

1. **卧床休息** 以减少患者体力消耗。

2. **饮食护理** 鼓励患者饮水，酌情给予清淡的流质饮食。腹泻严重时暂禁食。

3. **防止水和电解质紊乱** 给予止泻剂，口服补液或静脉输液。

4. **肛周护理** 每次便后用软纸轻擦，用温水清洗，肛门周围涂油膏，以保护局部皮肤。

5. **观察排便情况** 观察粪便的次数、性质和颜色，及时记录，需要时留取标本送检。

6. **传染隔离** 疑为传染病时，按隔离原则护理。

（三）大便失禁

大便失禁指肛门括约肌不受意识控制而不自主地排便。

1. 心理护理和室内环境　同尿失禁护理。

2. 皮肤护理　床上铺橡胶或塑料单及中单，每次便后用温水洗净肛门周围及臀部皮肤，保持清洁干燥，以预防褥疮。

3. 观察排便反应　了解患者排便时间的规律，观察排便前表现，如多数患者因进食刺激肠蠕动而引起排便，则应在饭后及时给患者使用便盆。对排便无规律者，酌情定时给患者使用便盆以试行排便，帮助患者重建排便的控制能力。

4. 健康教育　教会患者进行盆底肌收缩运动锻炼，以逐步恢复肛门括约肌的控制能力（同尿失禁护理）。

第二节　灌肠法

将一定量的溶液通过肛管由肛门经直肠灌入结肠，以帮助患者清洁肠道、排便、排气或由肠道供给药物或营养，达到确定诊断和治疗目的的方法，称为灌肠法。根据灌肠目的的不同，可分为不保留灌肠和保留灌肠。不保留灌肠又根据灌入的液体量分为大量不保留灌肠和小量不保留灌肠。如为了达到清洁肠道的目的而反复使用大量不保留灌肠，则称为清洁灌肠。

一、不保留灌肠

将一定量的溶液由肛门经直肠灌入结肠，以刺激肠蠕动，清除肠腔粪便和积气的灌肠法。

（一）大量不保留灌肠

1. 目的

(1) 解除便秘、肠胀气。

(2) 清洁肠道，为肠道手术、检查或分娩做准备。

(3) 稀释并清除肠道内的有害物质，减轻中毒。

(4) 灌入低温液体，为高热患者降温。

2. 用物准备

(1) 治疗盘内备一次性灌肠器或灌肠筒 1 套（橡胶管连接玻璃接管，全长约 120cm，筒内盛灌肠液）、肛管、血管钳（或液体调节开关）、润滑剂、棉签、卫生纸、橡胶单、治疗巾、水温计。

(2) 便盆、便盆巾、输液架、屏风。

(3) 灌肠溶液常用 0.1% ~ 0.2%的肥皂液、生理盐水。成人每次用量为 500 ~ 1000ml，小儿 200 ~ 500ml，伤寒患者小于 500ml。溶液温度一般为 39.0℃ ~ 41.0℃，用于降温时要求 28.0℃ ~ 32.0℃，治疗中暑时用 4℃生理盐水。

3. 操作步骤

(1) 操作者洗手，戴口罩，将用物携至床旁。

（2）核对，解释治疗目的。关门窗，用屏风遮挡。

（3）**准备患者**：嘱患者排尿，协助患者取左侧屈膝位，脱裤至膝部，移臀部靠近床边，将橡胶单、治疗巾或一次性尿垫垫于臀下，置弯盘于臀部。

（4）**润管、排气**：灌肠筒挂于输液架上，液面距肛门约 40～60cm。润滑肛管前端，排尽管内气体，夹紧导管。

（5）**插管**：分开臀部，暴露肛门，将肛管轻轻插入直肠 7～10cm，固定肛管。

（6）**灌液**：松开血管钳或调节开关，使灌肠溶液慢慢流入并观察患者反应，如发现患者面色苍白、出冷汗、脉速、剧烈腹痛、心慌气急，应立即停止灌肠，并进行相应处理。如溶液流入受阻，可移动肛管，必要时检查有无粪块阻塞。如患者有便意，嘱其深呼吸，同时适当放低灌肠筒，减慢流速（图 10-1）。

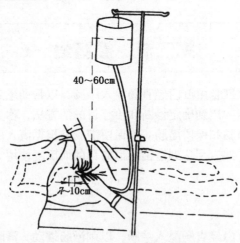

40～60cm

7～10cm

图 10-1　大量不保留灌肠

（7）**拔管**：待溶液将要灌完时，夹紧导管，拔出肛管放入弯盘内。擦净肛门，嘱患者平卧，尽可能保留 10 分钟以上再排便，以利于粪便软化。对不能下床者，可给予相应的协助。

（8）**整理、记录**：整理床单位，清理用物并做好记录。在当天体温单的大便栏内记录灌肠效果。1/E 表示灌肠 1 次后排便 1 次；0/E 表示灌肠后无排便；1$^{1/}$E 表示自行排便 1 次，灌肠后又排便 1 次。降温灌肠后隔 30 分钟测量体温并记录。

4．注意事项

（1）保护患者的自尊，尽量少暴露患者肢体，防止受凉。

（2）根据医嘱准备灌肠溶液，掌握溶液的温度、浓度、压力和量。降温灌肠应保留 30 分钟后再排出，排便后 30 分钟再测量体温，并做好记录；肝昏迷患者禁用肥皂水灌肠，以减少氨的产生和吸收；充血性心力衰竭或钠潴留的患者禁用生理盐水灌肠；为伤寒患者灌肠液量不得超过 500ml，压力要低（即液面与肛门距离不超过 30cm）。

（3）急腹症患者、消化道出血患者、妊娠妇女及严重心血管疾病等患者不宜进行大量不保留灌肠。

（二）小量不保留灌肠

1．目的

（1）清除肠胀气，减轻腹胀。

（2）软化粪便，为孕妇、年老体弱者、小儿解除便秘。

2．用物准备

（1）治疗盘内备注洗器、量杯或小容量灌肠筒、肛管（14号或16号）、温开水5～10ml、血管钳、润滑剂、棉签、弯盘、卫生纸、橡胶单、治疗巾。

（2）便盆、便盆巾、屏风。

（3）常用灌肠液有"1、2、3"溶液（50％硫酸镁30ml，甘油60ml，温开水90ml），甘油或液体石蜡50ml加等量温开水，各种植物油120～180ml。溶液温度为38.0℃。

3．操作步骤

（1）操作者洗手，戴口罩，将用物携至床旁。

（2）核对，解释治疗目的。关门窗，用屏风遮挡。

（3）准备患者：同大量不保留灌肠法。

（4）润管、排气：注洗器吸取溶液连接肛管，排气后，以血管钳夹紧肛管，润滑肛管前端。

（5）插管、灌液：将肛管轻轻插入直肠内7～10cm（图10-2），松开血管钳，注入溶液，注液完毕，抬高肛管末端，使溶液全部注入后再注入温开水5～10ml，反折肛管，轻轻拔出置于弯盘内。嘱患者忍耐10～20分钟，以利于粪便软化，不能忍耐时协助其排便。

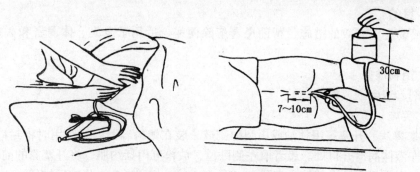

图10-2 小量不保留灌肠

（6）整理、记录：整理床单位，清理用物，做好记录。

（三）清洁灌肠

1．目的在于彻底清除肠道内粪便，为直肠、结肠检查和手术做肠道准备。

2．用物准备同大量不保留灌肠。

3．反复多次进行大量不保留灌肠，首次用肥皂水，以后用生理盐水，直到排出液无粪质为止。注意灌肠时压力要低，液面距肛门高度不超过40cm。

二、保留灌肠

自肛门灌入药液，保留在直肠或结肠内，通过肠粘膜吸收，达到治疗的目的。

1．目的 用于镇静、催眠及治疗肠道疾病。

2. 用物准备

(1) 同小量不保留灌肠，但应选择较细肛管（20号以下）。

(2) 常用药物及剂量遵医嘱。一般镇静催眠用10%水合氯醛，成人10～15ml，小儿减量；肠道抗感染用2%小檗碱、0.5%～1%新霉素或其他抗生素溶液。灌肠溶液量不超过200ml，溶液温度39.0℃～41.0℃。

3. 操作步骤

(1) 操作者洗手，戴口罩，将用物携至床旁。

(2) 核对，解释治疗目的。关门窗，用屏风遮挡。嘱患者排便、排尿。

(3) 根据病情选择不同的卧位，如慢性细菌性痢疾病变多在乙状结肠或直肠，取左侧卧位，阿米巴痢疾病变多在回盲部，则取右侧卧位，以提高疗效。臀部垫高10cm，使药液不溢出。

(4) 同小量不保留灌肠法轻轻插入肛管10～15cm，液面距肛门不超过30cm，灌入速度缓慢，以使药液保留。

(5) 拔出肛管，用卫生纸在肛门处轻轻按揉。嘱患者尽量忍耐，使药液保留1小时以上。

(6) 整理床单位，清理用物，洗手。

(7) 观察患者反应，并做好记录。

三、简易通便法

（一）目的

通过简易经济有效的措施，帮助患者解除便秘。适用于老人、体弱者和久病卧床患者。

（二）用物准备

通便剂、卫生纸、剪刀。

（三）实施

1. 开塞露法　开塞露用甘油或山梨醇制成，装在塑料容器内。使用时将封口端剪去，先挤出少许液体润滑开口处。患者取左侧卧位，放松肛门括约肌，将开塞露的前端轻轻插入患者肛门后再将药液全部挤入直肠内（图10-3），保留5～10分钟后排便。

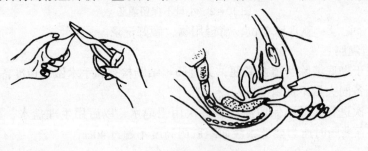

图10-3　开塞露简易通便法

2. 甘油栓法　甘油栓是用甘油明胶制成的栓剂。使用时手垫纱布或戴手套，捏住栓剂底部，轻轻插入患者肛门至直肠内（图10-4），抵住肛门处轻轻按揉，嘱患者忍耐5～

10 分钟后排便。

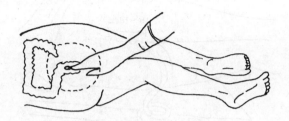

图 10-4　甘油栓简易通便法

3. **肥皂栓法**　将普通肥皂削成圆锥形（底部直径约 1cm，长约 3~4cm），使用时手垫纱布或戴手套，将肥皂栓蘸热水后轻轻插入肛门。但应注意，有肛门粘膜溃疡、肛裂及肛门剧烈疼痛者，不宜使用肥皂栓通便。

四、肛管排气法

将肛管从肛门插入直肠，以排除肠腔内积气的方法。

（一）目的

排出肠腔积气，减轻腹胀。

（二）用物准备

治疗盘内备肛管（26 号）、玻璃瓶（内盛水 3/4 满）、橡胶管、瓶口系带（瓶口系带法见图 10-5）、润滑剂、棉签、胶布（1cm×15cm）、别针、卫生纸、弯盘。另备屏风。

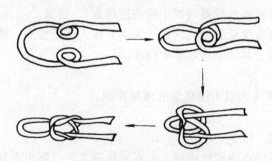

图 10-5　瓶口系带法

（三）操作步骤

1. 操作者洗手，戴口罩，携用物至患者床旁。
2. 核对并解释，酌情关闭门窗，屏风遮挡。
3. 协助患者取左侧卧位或平卧位，暴露肛门。
4. 将玻璃瓶系于床边，橡胶管一端插入玻璃瓶液面下，另一端与肛管相连。
5. 润滑肛管前端，嘱患者张口呼吸，将肛管轻轻插入直肠 15~18cm，用胶布将肛管固定于臀部，橡胶管留出足够长度用别针固定在床单上（图 10-6）。
6. 观察和记录排气情况，如排气不畅，帮助患者更换体位或按摩腹部，以促进排气。
7. 保留肛管不超过 20 分钟，因长时间留置肛管会降低肛门括约肌的反应，甚至导致肛门括约肌永久性松弛。必要时可每隔 2~3 小时再重复插管排气。

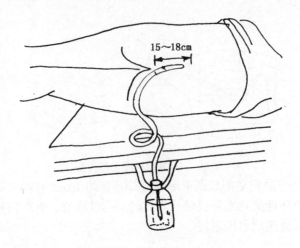

15~18cm

图 10-6 肛管排气——肛管固定

8．拔出肛管，清洁肛门。协助患者取舒适卧位。

9．整理床单位，清理用物。洗手，做好记录。

五、粪便标本采集

（一）常规标本

1．目的　检查粪便的性状、颜色、混合物及寄生虫或虫卵等。

2．实施

（1）用物：蜡纸盒或其他容器（如小瓶或塑料盒）、竹签。

（2）步骤：用竹签取少量粪便（约蚕豆大小）放入蜡纸盒内。腹泻者应取脓血或粘液部分。如为水样便应盛于其他相应容器中送检。

（二）隐血标本

1．目的　检查粪便内肉眼不能察觉的微量血液。

2．实施

（1）用物：蜡纸盒、竹签。

（2）步骤：按常规标本留取法进行。但在采集前 3 天，嘱患者忌食易造成隐血假阳性的食物，如绿色蔬菜、肉类、动物血、含铁丰富的食物和药物等。可进食牛奶、豆制品、白菜、土豆、冬瓜、粉丝等食物。第 4 天起连续留 3 天大便做隐血检查。

（三）寄生虫及虫卵标本

1．目的　检查寄生虫成虫、幼虫及虫卵。

2．实施

（1）用物：带盖容器或便器、竹签。

（2）步骤

①检查寄生虫时，应在不同部位取带血或粘液的粪便标本 5~10g 送检。

②服驱虫剂后或做血吸虫孵化检查，应取全部粪便，并及时送检。

③检查阿米巴原虫，在采集标本前用热水将便盆加温，便后连同便盆立即送检。因阿米巴原虫在低温下可失去活力而难以查到。

(四) 培养标本

1. 目的　检查粪便中的致病菌。

2. 实施

(1) 用物：粪便培养管或无菌蜡纸盒、无菌竹签或无菌长棉签。

(2) 步骤：嘱患者排便于便盆中，用长棉签取带脓血或粘液的粪便少许，置培养管或无菌蜡纸盒中，立即送检。如患者无便意，用长棉签蘸无菌生理盐水，由肛门插入约 6～7cm，顺一个方向轻轻旋转并退出棉签，置于无菌培养管中，塞紧送检。

第十一章 置胃管技术

置胃管技术是指将胃管自鼻腔或口腔插入胃内的方法。适用于管饲饮食和进行胃灌洗。对食道静脉曲张、纵隔肿瘤、食道阻塞等患者不宜做胃插管术。

第一节 鼻饲法

鼻饲法是将胃管自一侧鼻腔插入胃内，从管内灌注流质饮食、水和药物的方法。

一、目的与对象

通过管饲供给营养丰富的流质饮食和药物，可保证患者能够摄取足够的蛋白质和热量，维持机体生命的需要。适用于不能由口进食者，如昏迷、口腔疾患、某些术后、张口困难、食管气管瘘等患者，拒绝进食者，早产儿，和病情危重的婴幼儿等。

二、方法

（一）插胃管法及灌注法

1. 用物　治疗盘内盛无菌鼻饲包，内有治疗碗、胃管、镊子、纱布。另备 50ml 注射器、治疗巾、弯盘、压舌板、手电筒、棉签、石蜡油、胶布、夹子、别针、听诊器、卫生纸、温开水，流质饮食 200ml，温度为 38.0℃ ~ 40.0℃。

2. 操作步骤

（1）患者的准备：将用物携至患者床旁，说明治疗目的，以取得配合。协助患者取坐位或仰卧位，颌下铺治疗巾，检查并清洁鼻腔。

（2）量插管长度：成人胃管插入长度为 45 ~ 55cm，相当于患者前额正中发际至剑突的距离（或患者鼻尖至耳垂再至剑突的长度）（图 11 - 1），测量后在胃管上作一标记。

（3）插胃管：润滑胃管前端 15 ~ 20cm，一手用纱布托住胃管，另一手持镊子夹住胃管前端沿一侧鼻孔轻轻插入，到咽喉部时（约 14 ~ 16cm），嘱患者做吞咽动作。当患者吞咽时，将胃管迅速向前推进。若患者出现恶心，应暂停片刻，嘱患者深呼吸或做吞咽动作，缓解后再将管插入。插入不畅时应检查胃管是否盘在口中。插管过程中如发现呛咳、

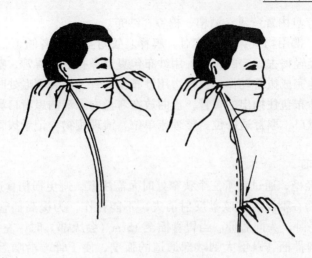

图 11-1 胃管插入长度

呼吸困难、紫绀等情况，提示误入气管，应立即拔出，休息片刻后重插。

（4）证实胃管确在胃内：胃管开口端接注射器抽吸，有胃液抽出；用注射器快速从胃管注入 10ml 空气（图 11-2），同时置听诊器于胃部，听到气过水声；将胃管末端放入盛水碗内，无气体逸出（如有大量气体逸出，表明误入气管）。

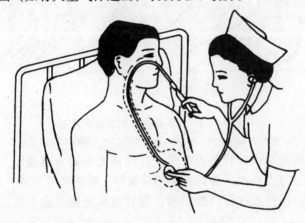

图 11-2 证实胃管插入胃内方法之一

（5）灌注法

①注射器证实胃管确在胃内后，用胶布固定胃管于鼻翼及面颊部。先回抽，见有胃液，再缓慢注入少量温开水，然后缓慢注入流质或药液，注毕，再注入少量温开水，冲净胃管。

②将胃管末端反折，用纱布包好，夹子夹紧，用别针固定于患者枕旁大单上。

③协助患者取舒适卧位，整理床单位。清理用物，将注射器洗净，放入治疗盘内，盖上纱布备用。所有物品应每日消毒 1 次。

④记录插胃管时间、患者的反应、灌入流质饮食的种类及量等。

（二）拔管法

用于停止鼻饲或长期鼻饲需每周更换胃管者。

1. 用物 治疗盘内置弯盘、酒精、棉签、纱布。

2. 拔管方法 携用物置床旁，核对，解释。置弯盘于患者颌下，胃管末端用夹子夹紧放于弯盘内，轻轻揭去固定的胶布。用纱布包裹近鼻孔处的胃管，嘱患者深呼吸，当其慢慢呼气时轻柔地完成拔管动作。边拔边用纱布擦胃管，拔到咽喉处时快速拔出，以免液体滴入气管。用纱布包住抽出的胃管，盘曲放在弯盘内。清洁患者口鼻及面部，擦净胶布痕迹，协助患者漱口，取舒适卧位。整理床单位，清理用物。记录拔管的时间和患者的反应。

（三）注意事项

1. 插管动作轻稳，通过食管三个狭窄处时尤需注意，避免损伤食道粘膜。

2. 昏迷患者因吞咽反射和咳嗽反射消失，不能合作，为提高插管的成功率，在插管前应将患者去枕平卧，头向后仰。当胃管插至15cm（会厌部）时，左手将患者头部托起，使患者下颌靠近胸骨柄（以增大咽喉部通道的弧度，便于管端沿咽后壁滑行插入食道），右手将胃管徐徐插入至预定长度（图11-3）。

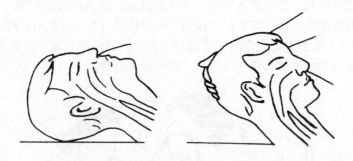

图11-3 为昏迷患者插胃管示意图
A. 将患者头向后仰 B. 抬高患者头部以增大咽喉部通道的弧度

3. 每次灌食前应先检查胃管是否在胃内，确认无误后方可灌食。鼻饲量每次不超过200ml，间隔时间不少于2小时。鼻饲者需用药物时，应将药片研碎，溶解后再灌入。

4. 长期鼻饲者，应每天进行口腔护理，胃管每周更换（晚上拔出，翌晨再由另一鼻孔插入）。

第二节 洗胃法

洗胃法是通过各种方式，将洗胃液注入胃内，冲洗胃内容物，并将其排出，减少胃粘膜的吸收，减轻胃粘膜水肿的一种胃灌洗方法。

一、洗胃的目的

1. 解毒，清除胃内毒物或刺激物。

2. 减轻胃粘膜水肿。

3. 手术或某些检查前的准备。

二、实施

（一）口服催吐法

适用于清醒合作的患者。

1. 用物　治疗盘内备量杯、压舌板、水温计、橡胶围裙及盛水桶，按病情配备25.0℃～38.0℃胃灌洗液 10～20L。

2. 操作方法

（1）患者的准备：将用物携至患者床旁，核对，解释，以取得配合。协助患者取坐位，围上橡胶围裙，盛水桶置座位前。

（2）口服催吐：嘱患者快速自行饮入大量灌洗液，即可引起呕吐。不易吐出时，可用压舌板刺激其舌根引起呕吐。如此反复进行，直至吐出液澄清无味为止。

（3）整理、记录：协助患者漱口、洗脸或更衣，取舒适卧位。整理床单位，清理用物，记录灌洗液名称、液量，呕吐物的颜色、气味、性质、液量，和患者的一般状况等。必要时留标本送检。

（二）胃管洗胃法

将胃管自口腔或鼻腔插入胃内，使用大量溶液注入胃内以冲洗胃的方法。

1. 电动吸引洗胃法　利用负压吸引的原理，用电动吸引器连接胃管进行洗胃的方法。

（1）用物：电动吸引器、洗胃管、纱布、弯盘、石蜡油、棉签、胶布、洗胃液（按需准备）、输液瓶 1 套、三通管、夹子、输液架、橡胶单、治疗巾、贮液瓶、压舌板、橡胶围裙。

灌洗管安装法：输液瓶连接橡胶管并与三通管的一端相接，三通管的另一端接洗胃管，剩下一端与吸引器的橡胶管相接。将灌洗液倒入输液瓶内，然后接于输液架上，用夹子夹住输液橡胶管。

（2）操作方法

①接上电源，检查吸引器的功能。

②将用物携至床旁，向患者做好解释以取得配合。助患者取坐位或半卧位，中毒较重者取左侧卧位，围上橡胶围裙，有活动假牙者要取下，弯盘置于患者口角旁，盛水桶置床头。

③插入胃管方法同鼻饲法。证实胃管在胃内后，用胶布固定。

④灌洗。开动吸引器，将胃内容物吸尽。关闭吸引器，松开输液管上的夹子，使灌洗液流入胃内约 300～500ml。夹住输液管，开动吸引器，吸出胃内灌洗液。吸引器压力不宜过大，应保持在 13.3kPa 左右，以防损伤胃粘膜。如此反复灌洗，直至吸出液澄清无味为止（图 11－4）。

⑤拔管、整理和记录。洗胃完毕，反折胃管迅速拔出。整理患者和床单位，清理用物，做好记录。

2. 注洗器洗胃法　对幽门梗阻和胃手术前的患者可采用注洗器洗胃法，以减轻胃组织水肿，保持术野清洁。

（1）用物：胃管（14 号）插入用物同鼻饲法，另备洗胃液、盛水桶。

（2）操作方法

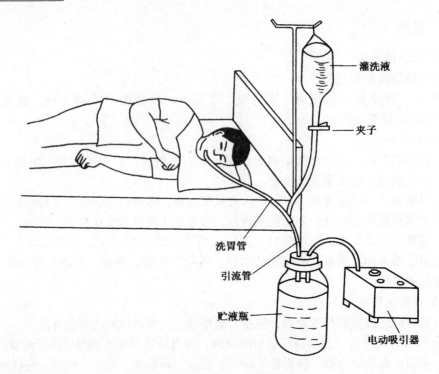

图 11 - 4 电动吸引洗胃器使用方法

①患者的准备同电动吸引器洗胃法。

②插入胃管方法同鼻饲法，证实胃管在胃内后加以固定。

③用注洗器吸尽胃内容物，注入洗胃液约 200ml，再抽出弃去。如此反复冲洗，直至洗净为止。

④洗胃完毕，反折并夹紧胃管，迅速拔出。整理床单位，清理用物，做好记录。

3．自动洗胃机洗胃法 通过洗胃机自控电路的控制，分别完成对胃壁进行洗涤和将洗涤后的污液排出体外的洗胃过程。能自动、迅速、彻底地清除胃内毒物。

（1）用物：自动洗胃机（图 11 - 5）、洗胃用物及灌洗液等。自动洗胃机装置：机器正面装有洗胃阀、正压调节阀、负压调节阀、电源开关、工作起动开关、出胃和进胃液体接头。贮液瓶 2 只（1 只盛胃灌洗液，1 只盛污液）。另备胃管（28 号）。

（2）操作方法

①将用物携至患者床旁，核对，解释，以取得合作。

②通电，检查自动洗胃机。接上电源，按"电动吸引洗胃法"插入胃管，证实在胃内后加以固定。

③将配好的胃灌洗液倒入塑料桶内。将 3 根橡胶管分别与机器的药管、胃管和污水管口连接。将药管的另一端放入灌洗桶液面以下，污水管的另一端放入空塑料桶内，接胃管的一端与患者洗胃管相连接。调节药量大小和流速。

④按"手吸"键，吸出胃内容物，再按"自动"键，机器开始对胃自动冲洗。冲洗时"冲"红灯亮，吸引时"吸"红灯亮。洗胃过程中，如发现有食物堵塞管道，水流减慢、不流，或发生故障，可交替按"手冲"和"手吸"键，重复冲吸数次，直到管路通畅，再

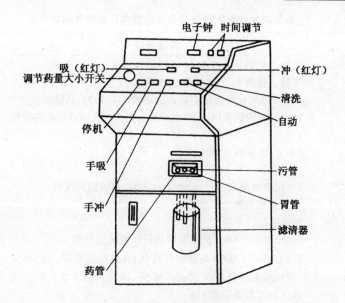

图 11 - 5 自动洗胃机

按"手吸"键，吸出胃内存留液体后，按"自动"键，自动洗胃即继续进行。

⑤待冲洗干净后，按"停机"键，机器停止工作。

⑥洗胃毕，拔出胃管，帮助患者漱口、洗脸，整理用物。

⑦机器处理：将药管、胃管和污水管同时放入清水中，按"清洗"键，机器自动清洗各管腔，待清洗完毕，将胃管、药管和污水管同时提出水面，当机器内的水完全排出后，按"停机"键关机。

⑧记录灌洗液名称、液量及吸出液的颜色、气味、性质和患者情况等。

（三）注意事项

1. 对急性中毒者，应尽快采取口服催吐法，必要时进行洗胃，以减少中毒物的吸收。插管时动作要轻快，切勿损伤食管粘膜或误入气管。

2. 当中毒物质不明时，应抽出胃内容物送检，洗胃溶液可选用温开水或生理盐水，待毒物性质明确后，再采用对抗剂洗胃。

3. 吞服强酸或强碱等腐蚀性药物，禁忌洗胃，以免造成穿孔。可按医嘱给予药物或迅速给予对抗剂，如牛奶、豆浆、蛋清液（用生鸡蛋清调水至 200ml）、米汤等，以保护胃粘膜。

4. 每次灌入量以 300~500ml 为宜，以防灌入量过多，液体从口鼻腔内涌出，有引起窒息的危险，并易导致急性胃扩张，使胃内压上升，促使毒物进入肠道，增加毒物吸收。突然胃扩张还易兴奋迷走神经，引起反射性心跳骤停。

5. 洗胃过程中须密切观察患者反应、生命体征和洗出液等情况，发现异常及时处理。

6. 为幽门梗阻患者洗胃时，宜在饭后 4~6 小时或空腹时进行，洗胃液选用等渗盐水，并记录胃内潴留量，以了解梗阻情况，为治疗提供依据。

7. 消化道溃疡、食管阻塞、食管静脉曲张、胃癌等一般不洗胃。昏迷患者洗胃应谨慎。

常见药物中毒的灌洗溶液（解毒剂）和禁忌药物见表 11 - 1。

表 11 - 1　　　　　　　　常见药物中毒的灌洗溶液（解毒剂）和禁忌药物

中毒药物	灌洗溶液	禁忌药物
酸性物	镁乳、牛奶、蛋清水	强酸药物
碱性物	牛奶、蛋清水、5%醋酸、白醋	强碱药物
氰化物	饮3%过氧化氢液后引吐；1:15000～1:20000 高锰酸钾	
敌敌畏	2%～4%碳酸氢钠、1%盐水、1:15000～1:20000 高锰酸钾	
1605		
1059	2%～4%碳酸氢钠洗胃	高锰酸钾
4049（乐果）		
敌百虫	1%盐水或清水、1:15000～1:20000 高锰酸钾洗胃	碱性药物
DDT（灭害灵）	温开水或等渗盐水洗胃	油性泻药
666	50%硫酸镁导泻	
巴比妥类（安眠药）	1:15000～1:20000 高锰酸钾洗胃；硫酸钠导泻	
灭鼠药（磷化锌）	1:15000～1:20000 高锰酸钾或 0.1%硫酸铜洗胃；0.5%～1%硫酸铜溶液每次 10ml，每 5～10 分钟服 1 次，配合用压舌板等刺激舌根引吐	鸡蛋、牛奶、脂肪及其他油类食物

第三节　胃肠减压术

一、目的与适应症

　　胃肠减压是利用负压吸引原理，通过胃管将积聚于胃肠道内的气体及液体吸出，降低胃肠道内压力，减轻胃肠道的张力，从而改善血液供应，有利于炎症局限，促进胃肠蠕动功能恢复的一种护理措施。用于胃肠穿孔、胃肠道手术等患者。

二、种类与装置

（一）负压吸引瓶

　　主要装置是一大容量的广口瓶，配有橡胶瓶塞，内有长、短各 1 条金属管穿过，长管与胃管相连，短管与负压表及橡胶球相连，用手捏橡胶球将瓶内空气排出而造成负压（图 11-6）。使用前应检查装置有无漏气。吸引时，瓶内吸入液体不得超过容量的 2/3，以防损坏负压装置。

（二）气箱式胃肠减压器

　　通过可伸缩的气箱产生负压，使用时将收集瓶一端与减压器吸气口接通，另一端与胃管接通，上提把手，即可发挥吸引作用（图 11-7）。

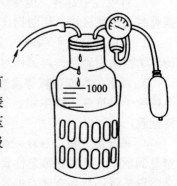

图 11-6　负压吸引瓶

（三）中心吸引装置

　　设备较好的医院有中心吸引室，分出吸引管通至病房，只要接上导管和收集瓶，开启开关，即可行胃肠减压。

三、实施

（一）用物

无菌治疗盘内放无菌弯盘、胃管、治疗碗、镊子2把、20ml
注射器、纱布2块，胃肠减压器1具，其他用物包括润滑剂、胶
布、别针、听诊器等。

（二）操作步骤

1. 将用物携至床旁，核对，向患者做好解释，以取得配合。

2. 胃管插入方法同鼻饲法。

3. 证实胃管在胃内后，固定胃管。

4. 安装负压装置。按所使用负压吸引种类的不同装好负压装
置，即可进行负压吸引。引流管用别针固定于床单上，以防滑脱。

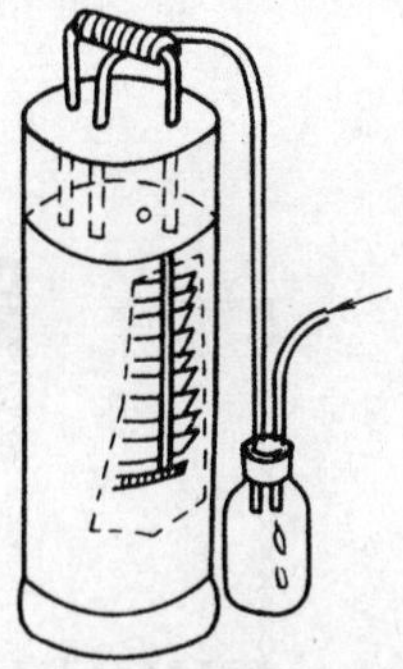

图11-7 气箱式胃肠
减压器

5. 根据拔管指征拔出胃管，帮助患者漱口、洗脸，整理用物，
并做好记录。

（三）注意事项

1. 选择粗细、长短适宜的胃管，胃管插入深度要适当。

2. 最适宜的负压为6.6 kPa（−67cmH$_2$O或−50mmHg）左右。负压过高，胃粘膜会被
吸粘贴导管小孔而使之堵塞。

3. 减压期间，注意保持减压管引流通畅，防止胃管扭曲、堵塞和漏气。注意做好口
腔护理，同时应禁食、禁水，必要的口服药须研碎后调水注入，并用温水冲洗胃管，防止
堵塞，然后夹管半小时，暂停吸引1小时。注意维持水及电解质平衡，适当补给液体、能
量、电解质、维生素等。

4. 定时观察并记录引流液数量及性状，及时更换引流瓶。

5. 胃管一般在术后2~3天拔去。其指征是：①病情好转；②腹胀消失；③肠鸣恢
复；④肛门排气。拔管前先停止吸引，观察1~2天，如病情继续改善方可拔管。

第十二章 吸入治疗技术

吸入治疗技术是指通过吸入途径吸入氧气或药液，达到治疗疾病目的的一种治疗技术。它是临床上常用的抢救配合操作和辅助的治疗手段，医护人员必须正确掌握有关的理论知识和操作技术。

第一节 氧气吸入法

氧气吸入法是通过供给患者氧气，提高其肺泡内氧分压，促进代谢，纠正缺氧状态，维持机体生命活动的一种治疗技术，常为急救措施之一。

一、缺氧的症状

缺氧的症状见表 12 – 1。

表 12 – 1   缺 氧 的 症 状

程度	紫绀	呼吸困难	神　　志	血 气 分 析	
				氧分压(P_aO_2)kPa	二氧化碳分压(P_aCO_2)kPa
轻度	轻	不明显	清楚	6.6~9.3	>6.6
中度	明显	明显	正常或烦躁不安	4.6~6.6	>9.3
重度	显著	严重，三凹症明显	昏迷或半昏迷	4.6 以下	>12.0

二、氧气吸入的适应症

血气分析检查是用氧的指标，当患者的动脉血氧分压低于 6.6kPa 时（正常值 10.6~13.3kPa，6.6kPa 为最低值）则应给予吸氧。

1. 肺活量减少 因呼吸系统疾患而影响肺活量者，如哮喘、支气管肺炎或气胸等。

2. 心肺功能不全 使肺部充血而致呼吸困难者，如心力衰竭时出现的呼吸困难。

3. 各种中毒引起的呼吸困难 使氧不能由毛细血管渗入组织而产生缺氧，如巴比妥类药物中毒或一氧化碳中毒等。

4. 昏迷患者 如脑血管意外或颅脑损伤患者。

5.其他 某些外科手术前后、大出血休克的患者以及分娩时产程过长或胎心音不良者等。

三、吸氧装置

1.氧气筒 为柱形无缝钢筒,筒内可耐高压达 14.71MPa,即 150kg/cm^2,容纳氧约 6000L。(图 12-1)

(1)总开关:在筒的顶部,可控制氧气放出。使用时,将总开关向逆时针方向旋转 1/4 周,即可放出足够的氧气;不用时,向顺时针方向将总开关旋紧。

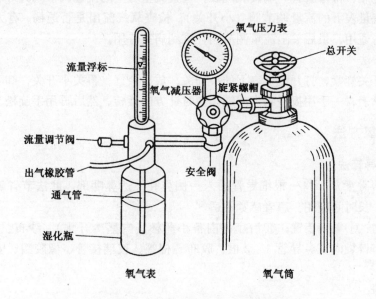

图 12-1 氧气筒和氧气表的装置

(2)气门:在氧气筒颈部的侧面,有一气门可与氧气表相连,是氧气自筒中输出的途径。

2.氧气表 由以下几部分组成(图 12-1):

(1)压力表:从表上的指针能测知筒内氧气的压力,以 MPa(kg/cm^2)表示。如指针指在 11.76 刻度处,表示筒内压力为 11.76MPa(120kg/cm^2)。压力越大,则说明氧气贮存量越多。

(2)减压器:是一种弹簧自动减压装置,将来自氧气筒内的压力减低至 0.19~0.29MPa(2~3kg/cm^2),使流量平稳,保证安全,便于使用。

(3)流量表:用以测量每分钟氧气流出量。流量表内装有浮标,当氧气通过流量表时,即将浮标吹起,从浮标上端平面所指刻度可以测知每分钟氧气的流出量,用 L/min 表示。

(4)湿化瓶:用以湿润氧气,以免呼吸道的粘膜被干燥气体所刺激。瓶内装入 1/3 或 1/2 冷开水,通气管浸于水中,出气橡胶管和鼻导管相连。

(5)安全阀:由于氧气表的种类不同,有的安全阀在湿化瓶上端,有的在流量表下端。当氧气流量过大,压力过高时,压力阀的内部活塞即自行上推,使过多的氧气由四周小孔流出，以保证安全。

3．装表法和卸表法

（1）装表法：将氧气表装在氧气筒上，以备急用。

①将氧气筒置于架上，打开总开关，使小量气体从气门流出，随即迅速关好总开关，以达到清洁该处的目的，避免灰尘吹入氧气表内。

②将表的旋紧螺帽与氧气筒的螺丝接头衔接，用手初步旋紧，然后将表稍向后倾，再用扳手旋紧，使氧气表直立于氧气筒旁。检查有无漏气。

③接湿化瓶，将橡胶管一端接氧气表，检查流量表下的流量调节阀关好后，旋开总开关，再旋开流量表下的流量调节阀（小开关），检查氧气流出是否通畅，有无漏气，以及全套装置是否适用，最后关上流量调节阀，推到病室待用。

（2）卸表法

①将总开关旋紧，打开流量表下的小开关，放出余气，再关小开关，卸下湿化瓶。

②一手拿表，一手用扳手将表的螺帽逆时针方向旋转，然后再用手旋松，将表卸下。

四、供氧方法

（一）鼻导管法

1．单侧鼻导管法　将一根细导管插入一侧鼻孔，达鼻咽部。此法节省氧气，但可刺激鼻腔粘膜，长时间应用，患者感觉不适。

（1）用物：①氧气装置；②治疗盘内备小药杯（内盛冷开水）、纱布、扳手、弯盘、橡胶管；③布口袋内装鼻导管1～2根、胶布、棉签、玻璃接管、橡胶圈、安全别针；④氧气记录单。

（2）步骤

①将氧气筒推至床边，流量调节阀（小开关）向着便于操作的方向。

②核对，向患者解释，取得合作。用湿棉签清洁患者鼻孔。

③连接鼻导管，先开流量调节阀，确定氧气流出畅通后，调节所需氧流量。湿润鼻导管前端，自一侧鼻孔轻轻插入至鼻咽部，约自鼻尖至耳垂的2/3长度（图12－2）。如无呛咳，随即将鼻导管用胶布固定于鼻翼及面颊部（图12－3），再固定橡胶管，然后记录吸氧的时间、氧流量。

④停用氧气时，先取下鼻导管，关流量调节阀（以免一旦关错开关，大量氧气突然冲入呼吸道而损伤肺部组织），再关总开关，重开流量调节阀，放出余气后，再关流量表。

⑤记录患者停氧的时间、用氧的效果及病情改善情况等，整理用物。

2．双侧鼻导管法　擦净患者鼻腔，将特制的双侧鼻导管连接橡胶管，调节氧流量同上法，将双侧鼻导管插入鼻孔内，深约1cm（图12－4）。此法患者无不适，适于长期使用。

（二）漏斗法

以漏斗代替鼻导管，连接橡胶管，按上法调节好流量，将漏斗置于患者口鼻处，其距离约1～3cm，用绷带适当固定，以防移动。此法较简便，且无导管刺激粘膜的缺点，但耗氧量较大，多用于婴幼儿或气管切开术后的患者。

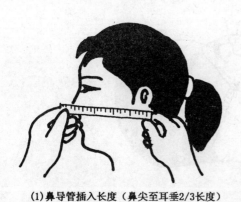

(1)鼻导管插入长度（鼻尖至耳垂2/3长度）　　　（2）鼻导管插入部位

图 12-2　单侧鼻导管吸氧法

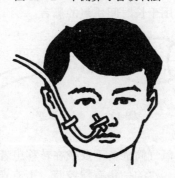

图 12-3　鼻导管固定法

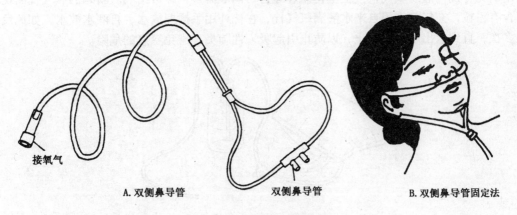

接氧气

A. 双侧鼻导管　　　　双侧鼻导管　　　B. 双侧鼻导管固定法

图 12-4　双侧鼻导管吸氧法

（三）面罩法

将面罩置患者口鼻部，用松紧带固定，再将氧气接于氧气进孔上，调节流量，氧气量需 6~8L/min（图 12-5）。

（四）鼻塞法

用塑料制成的球状物（图 12-6）塞于鼻孔，以代替鼻导管供氧的方法。将鼻塞连接橡胶管，调节好流量，擦净鼻腔，将鼻塞塞入鼻孔内。鼻塞大小以恰能塞住鼻孔为宜。患

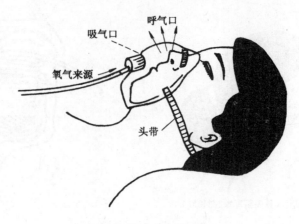

图 12-5　标准氧气面罩

者感觉较舒适，使用方便，适用于长时间用氧的患者。

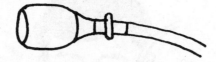

图 12-6　氧气鼻塞

（五）氧气枕法

在抢救危重患者时，由于氧气筒准备不及或在转移患者途中，可用氧气枕代替氧气装置。氧气枕为一长方形橡胶枕，枕的一角有橡胶管，上有调节器以调节流量（图 12-7）。使用前先将枕内灌满氧气，接上湿化瓶、导管，调节流量，即可给氧。新购的氧气枕因枕内含有粉粒，充气前应用自来水灌满氧气枕，在枕外用手揉捏放水，再灌水放水，如此反复多次，直到放出水洁净为止，以防止引起吸入性肺炎，避免窒息的危险。

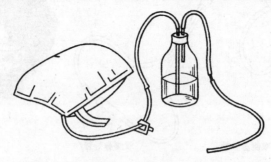

图 12-7　氧气枕

（六）头罩式给氧（图 12-8)

适用于婴幼儿输氧。此法简便，无导管刺激粘膜和敷贴刺激等缺点，且在长期给氧时不会产生氧中毒。头罩给氧易于观察病情变化，能任意调节罩内氧浓度以适应多种病情需要。使用时将患者的头部置于氧气头罩内，将氧气接于进孔上，可以保持罩内一定的温度、湿度。

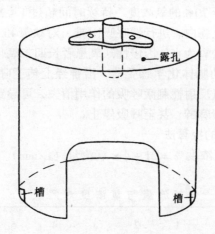

图 12 - 8 头罩式给氧

（七）氧气管道供氧

医院的氧气供应可集中由供应站供给，设管道通至各病区、门诊和急诊室。供应站有总开关进行管理，各用氧单位配有氧气表。当停用时，先拔出鼻导管，再旋紧氧气开关。

五、注意事项

1. 严格遵守操作规程，注意用氧安全，切实做好"四防"，即防震、防火、防热、防油。氧气筒内的氧气是以 14.71MPa 的压力灌入的，筒内压力很高，因此在搬运时避免倾倒撞击，防止爆炸。氧气助燃，故氧气筒应放于阴凉处，在筒周围严禁烟火和易燃品，至少距火炉 5m，距暖气 1m，以防引起燃烧。氧气表及螺旋口上勿涂油，也不可用带油的手拧螺旋，避免引起燃烧。

2. 在用氧过程中可根据患者脉搏、血压、精神状态、皮肤颜色、湿度与呼吸方式等有无改善来衡量氧疗效果，同时还可测定动脉血气分析判断疗效，从而选择适当的用氧浓度。

3. 鼻导管持续用氧者，每天更换鼻导管 2 次以上，双侧鼻孔交替插管，并及时清除鼻腔分泌物，防止导管阻塞而失去用氧作用。用鼻塞者须每日更换。

4. 氧气筒内氧气不可用尽，压力表上指针降至 0.49MPa（5kg/cm²）时，即不可再用，以防灰尘进入筒内，于再次充气时引起爆炸。

5. 对未用或已用空的氧气筒，应分别悬挂"满"或"空"的标志，以便及时调换氧气筒，并避免急用时搬错而影响抢救速度。

六、氧气成分、吸氧浓度及氧浓度和氧流量的换算法

（一）氧气成分

根据条件和患者的需要，一般常用 99% 氧气或 5% 二氧化碳和纯氧混和的气体。

（二）氧气吸入的浓度

氧气在空气中占 20.93%，二氧化碳占 0.03%，其余 79.04% 为氮气、氢气和微量的惰性气体。掌握吸氧浓度对纠正缺氧有重要意义。低于 25% 的氧浓度，与空气中的氧含

量相似，无治疗价值；高于 70% 的氧浓度，持续时间超过 1～2 天，则会发生氧中毒，表现为恶心、烦躁不安、面色苍白、进行性呼吸困难。对缺氧和二氧化碳滞留同时并存者，应以低流量、低浓度持续给氧为宜。因慢性缺氧患者长期二氧化碳分压高，其呼吸主要依靠缺氧刺激颈动脉体和主动脉体化学感受器，沿神经上传至呼吸中枢，反射性地引起呼吸。若高浓度给氧，则缺氧反射性刺激呼吸的作用消失，可导致呼吸抑制。二氧化碳滞留更为严重，可发生二氧化碳麻醉，甚至呼吸停止。

(三) 氧浓度和氧流量的换算法

可用此公式计算：吸氧浓度% = 21 + 4 × 氧流量（L/min）。氧流量和氧浓度的关系可参阅表 12 - 2。

表 12 - 2 　　　　　　　　　　氧 流 量 与 氧 浓 度 对 照 表

氧流量（L/min）	1	2	3	4	5	6	7	8	9
氧浓度（%）	25	29	33	37	41	45	49	53	57

七、氧气筒内氧气量可供时数的计算法

氧气筒内的氧气供应时间（小时）可按下列公式计算：

$$\frac{氧气筒容积（L）\times\left[压力表指示的压力（kg/cm^2）-应保留压力5（kg/cm^2）\right]}{氧流量（L/min）\times60（min）\times1个大气压（kg/cm^2）}$$

（$1kg/cm^2$ 相当于 1 大气压，即 $1kg/cm^2 \approx 0.1MPa$）

例如：已知氧气筒容积为 40L，压力表所指压力为 $95kg/cm^2$，应保留压力为 $5kg/cm^2$，设患者用氧量为 3L/min，试问筒内氧气可供应多少时间？

代入公式为 $\dfrac{40\times(95-5)}{3\times60\times1}=\dfrac{40\times90}{180}=20$

即筒内氧气可供应 20 小时。

第二节　雾化吸入疗法

雾化吸入疗法是将药液以气雾状喷出，由呼吸道吸入，达到预防和治疗疾病目的的一种治疗技术。

一、超声波雾化吸入法

超声波雾化吸入法是应用超声波声能，把药液变成细微的气雾，随着患者吸气而进入呼吸道，达到预防和治疗疾病目的的方法。

超声波雾化器的特点是雾量大小可以调节，雾滴小而均匀（直径在 $5\mu m$ 以下），温度接近体温，药液随着深而慢的吸气到终末支气管及肺泡。

(一) 超声波雾化器的结构及原理

1. 结构 (图 12 - 9)

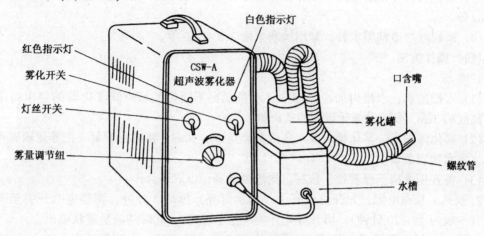

图 12 - 9 超声波雾化器

(1) 超声波发生器：通电后输出高频电能。

(2) 面板：有灯丝开关、雾化开关及雾量调节旋钮。

(3) 水槽：盛蒸馏水用，水槽下方有一晶体换能器，接受发生器高频电能转化为超声波声能。

(4) 雾化罐 (杯)：盛药液用，雾化罐底部是半透明膜 (透声膜)，当声能透过此膜时，与罐内药液作用，产生雾滴喷出。

(5) 螺纹管和口含嘴 (或面罩)。

2. 原理 超声波发生器输出高频电能，使水槽底部晶体换能器发生超声波声能，声能透过雾化罐底部的透声膜作用于罐内的液体，使药液表面的张力和惯性受到破坏，成为微细雾滴喷出，通过导管随着患者吸气而进入呼吸道粘膜。因雾化器电子部分产热，对雾化液轻度加温，使患者吸入的气雾温暖舒适。

(二) 目的

1. 治疗呼吸道感染 有消炎、镇咳 (湿润气道，减少刺激)、祛痰 (稀化痰液，以利排痰) 等作用。

2. 改善通气功能 药物可吸入到呼吸道深部，解除支气管痉挛，使气道通畅，增加患者呼吸道的舒适感。

3. 预防呼吸道感染 用于胸部手术前后的患者。

4. 湿化呼吸道 配合人工呼吸器使呼吸道湿化。

5. 治疗肺癌 应用抗肿瘤药物治疗肺癌。

(三) 用物

1. 超声波雾化器 1 套，冷蒸馏水，水温计，药液。

2. 常用药物及作用

(1) 控制呼吸道感染，消除炎症：常用抗生素，可用庆大霉素 4 万 U ~ 8 万 U，卡那霉素 0.25 ~ 0.5g 等。

(2) 解除支气管痉挛：常用氨茶碱 0.125 ~ 0.5g，舒喘灵 0.1 ~ 0.2 mg 等。

(3) 稀化痰液，帮助祛痰：常用 α-糜蛋白酶 5mg、易咳净（痰咳净）10% ~ 20% 溶液 1 ~ 3ml 等。

(4) 减轻呼吸道粘膜水肿：常用地塞米松 2.5 ~ 5mg 等。

（四）操作方法

1. 备物

(1) 水槽加水：水槽内加冷蒸馏水（水量根据不同类型超声波雾化器的要求而定），液面高度约 3cm，要浸没雾化罐底的透声膜。

(2) 雾化罐加药：雾化罐内放入药液稀释至 30 ~ 50ml，将罐盖旋紧，把雾化罐放入水槽内，将水槽盖盖紧。

(3) 备齐用物携至患者处，核对，向患者解释，以取得合作。

2. 预热　接通电源，先开灯丝开关（指示灯亮）预热 3 分钟，调整定时开关至所需时间（一般为 15 ~ 20 分钟），再开雾化开关（指示灯亮），此时药液呈雾状喷出。

3. 吸入　根据需要调节雾量（开关自左向右旋，分三档，大档雾量为 3ml/min，中档为 2ml/min，小档为 1ml/min），一般用中档。将口含嘴放进患者口中，嘱患者紧闭嘴唇深而慢地吸气，用鼻呼气，以取得良好的效果。

4. 关机、整理　治疗完毕，取下口含嘴，先关雾化开关，再关电源开关，否则电子管易损坏。协助患者擦干面部，取舒适体位。整理用物，水槽内的水倒出并擦干水槽。将雾化罐和口含嘴浸泡于消毒液内 1 小时，再洗净晾干备用。

（五）注意事项

1. 使用前先检查机器各部有无松动、脱落等异常情况。机器和雾化罐编号要一致，不要配错。并注意仪器的保养。

2. 水槽底部的晶体换能器和雾化罐底部的透声膜薄而质脆，易破碎，应轻按。

3. 水槽和雾化罐中切忌加温水或热水。

4. 连续使用，中间须间歇 30 分钟。每次使用完毕，将雾化罐和口含嘴浸泡于 0.1% 新洁尔灭液中 1 小时。

二、氧气雾化吸入法

氧气雾化吸入法是利用高速氧气气流使药液形成雾状，随吸气进入患者呼吸道，常用于控制呼吸道感染和改善通气功能的治疗方法。

（一）常用药液及其作用

同超声波雾化吸入法。

（二）目的

同超声波雾化吸入法 1 ~ 2。

（三）用物

一次性雾化吸入器（图 12 - 10），氧气装置 1 套（湿化瓶不放水），5ml 注射器，根据病情需要备药。

（四）操作步骤

1. 用蒸馏水稀释溶解药物至 5ml，抽吸药液，注入雾化器的药杯内。

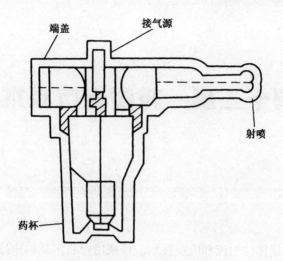

图 12 - 10 氧气雾化吸入器

2. 携用物至患者床边，核对，解释。

3. 连接雾化器的接气口于氧气装置的橡皮管口，调节氧气流量至 6 ~ 8L/min。

4. 指导患者手持雾化器，将吸嘴放入口中，紧闭嘴唇深吸气，用鼻呼气，如此反复，直至药液喷完为止。

5. 吸入毕，取出雾化器，关闭氧气开关。协助患者清洁口腔，整理床单位，清理用物。

(五) 注意事项

1. 使用前要检查雾化器气源两端的连接是否完好，有无漏气。

2. 氧气湿化瓶内勿放水，以免液体进入雾化吸入器内使药液稀释。

3. 药杯内的药物需保持清稀，否则会堵塞吸管及分流器。

4. 操作时，严禁接触烟火和易燃品。

第十三章 排痰治疗技术

排痰治疗技术包括体位引流和吸痰技术。排痰治疗技术是临床抢救危重患者常用的措施之一，医务人员应熟练掌握有关的知识和技术，以便更好地为患者服务。

第一节 体位引流及拍背

体位引流是将患者置于特殊的体位，借重力使肺部及深部支气管的痰液引流至较大的支气管而咳出痰液的方法。

一、体位引流

（一）目的与适应症

1. 目的　通过体位引流，帮助患者排出痰液，以确保呼吸道通畅。

2. 适应症　适用于支气管扩张、肺脓肿等有大量痰液的患者。但高血压、心力衰竭、极度衰弱患者及应用人工呼吸机的患者禁用。

（二）用物准备

靠背架、小饭桌、纱布、痰杯、漱口水。

（三）方法

1. 先向患者说明治疗目的、操作过程，以取得合作。

2. 依病变部位不同，采取痰液易于流出的位置，使病肺处于高处，引流支气管开口向下（图 13 - 1）。

3. 引流时间每次 15～20 分钟，每日 2～3 次。其间鼓励患者咳嗽。引流完毕，给予漱口。

4. 协助患者取舒适卧位，整理用物。

5. 记录排出的痰量及性质，必要时送检。

（四）注意事项

1. 引流宜在饭前进行，因饭后易致呕吐。

2. 引流时鼓励患者适当咳嗽。若痰液粘稠时可先用生理盐水超声雾化吸入或用祛痰

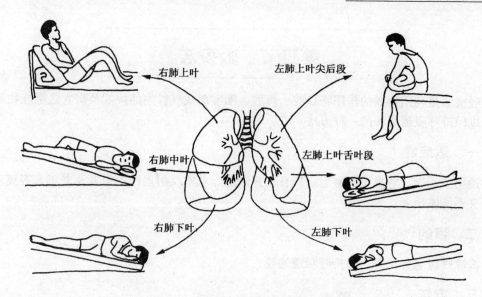

图 13-1 体位引流（顺位引流）示意图

药如氯化铵、溴己新等稀释痰液，提高引流效果。

3.引流过程中注意观察患者有无咯血、发绀、呼吸困难、出汗、疲劳等情况，如有发现随时终止体位引流。

二、拍背

适用于长期卧床、久病体弱、排痰无力的患者。方法：患者取侧卧位，操作者指关节微屈，手呈覆碗状，从肺底由外向内、由下向上轻拍胸壁震动气道，边拍边鼓励患者咳嗽，以利于痰液排出（图 13-2）。

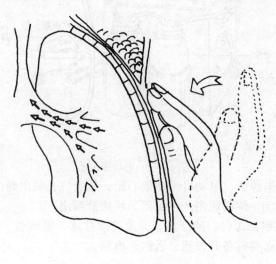

图 13-2 拍背排痰法

第二节　吸痰法

吸痰法是利用负压的作用将口腔、鼻腔、咽喉部或气管内的痰液及误入之呕吐物等吸出，以保持呼吸道通畅的一种方法。

一、适应症

适用于昏迷、危重、麻醉后、气管切开术后、咳嗽反射迟钝的患者及老年人等痰液较多而又不能咳出者。

二、目的

清除呼吸道分泌物，保持呼吸道通畅。

三、方法

(一) 电动吸引器吸痰法

1. 构造及原理

(1) 构造：电动吸引器主要由电动机、偏心轮、气体过滤器、压力表、安全瓶和贮液瓶组成。安全瓶和贮液瓶是两个容器，容量为 500～1000ml，瓶塞上有两个玻璃管，并有橡胶管相互连接（图 13－3）。

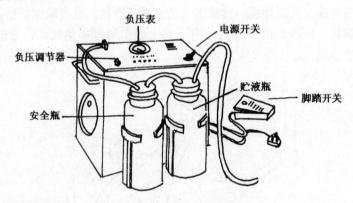

图 13－3　电动吸引器

(2) 原理：接通电源后，电动机带动偏心轮，从吸气孔吸出瓶内空气，并由排气孔排出，这样周而复始转动，使两瓶内产生负压，将痰液吸出。

2. 用物　电动吸引器 1 台、治疗盘、无菌等渗盐水、吸痰管、血管钳、弯盘、镊子、无菌纱布、压舌板，必要时备开口器、舌钳、电筒。

3. 操作步骤

(1) 洗手，戴口罩，备齐用物携至患者床边，核对，解释。

(2) 检查吸引器装置并试吸。接通电源，打开开关，检查吸引器性能是否良好，连接是否正确，调节负压（成人 0.04 ~ 0.053MPa，婴幼儿 0.033 ~ 0.04MPa）。用生理盐水试吸，以检查导管是否通畅。

（3）检查患者口腔，有活动义齿者先取下。将患者去枕平卧，头偏向一侧。昏迷患者可用压舌板、开口器帮助张口。

（4）一手折住吸痰管末端，一手持镊子夹持吸痰管插入口腔颊部、咽部，放松吸痰管，先将口腔、咽部分泌物吸尽，再插至咽喉部、气管内。当插入一定深度后，自下慢慢上移，左右旋转，边吸边上提，将痰液吸净。每次吸引时间不超过 15 秒。如自口腔吸痰有困难，可由鼻腔吸引，吸痰管插入鼻前庭、鼻后孔、咽部、气管等处把痰液吸净。吸痰过程中，要随时吸水冲洗导管，以免痰液堵塞。如痰液粘稠不易吸出，可叩拍胸背，通过振动促使痰液吸出；或用蒸汽吸入、雾化吸入，使痰液稀化后吸出。如痰液位置过深不易吸出，可借助吸痰管插入的机械刺激，嘱患者做有效咳嗽运动，以帮助痰液吸出。

（5）吸痰过程中应随时观察患者面色、呼吸，有否缺氧、屏气、窒息等情况，一旦出现，立即停止并处理。随时用纱布擦净面部。

（6）吸痰完毕，关闭电源开关，将吸痰管及玻璃接头冲净并消毒，用物须放置床旁备用。安置患者于舒适卧位，整理床单位。

（7）记录吸痰次数、吸出物的性状、呼吸改善情况等。

（8）清理用物，洗手。

4．注意事项

（1）严格执行无菌技术操作，治疗盘内吸痰用物应每天更换 1 ~ 2 次，吸痰管每次更换。

（2）吸痰动作要轻稳，并密切观察病情，当发现患者喉头有痰鸣音或排痰不畅时，应及时吸痰。

（3）电动吸引器的贮液瓶内液体应及时倾倒。吸引器连续使用时间不宜超过 2 小时。

(二）注射器吸痰法

用 50ml 或 100ml 注射器连接导管进行抽吸，插管方法同电动吸引器吸痰法。

(三）中心吸引装置吸痰法

目前各大医院均设管道通至各病室床单位，应用时装上吸痰导管，开动小开关，即可抽吸。

第十四章　患者的清洁护理

　　清洁是患者的基本需要之一，是维持和获得健康的重要保证。清洁可清除微生物及其他污垢，防止细菌繁殖，促进血液循环，有利于体内废物排泄，同时清洁使人感到愉快、舒适。

　　患者清洁的需要同健康人一样，甚至更为强烈，医护人员应同患者一起找出适合患者病情的清洁方法并给予帮助。在护理过程中，注意全面观察患者的身体和心理活动，使患者产生安全感和信赖感，从而建立起良好的医患关系。清洁还可淡化"患者角色"，具有促进康复的心理效果。

第一节　口腔护理

　　口腔是消化道的起始部，担负着咀嚼、消化、味觉、语言、辅助呼吸等重要功能。口腔的温度、湿度和食物残渣适宜微生物的生长繁殖。正常情况下，人的口腔存有大量致病的和非致病的微生物，由于机体抗病能力强，同时饮水、进食、刷牙和漱口等活动对细菌起一定的清除作用，因而很少发病。当人患病时，由于机体抵抗力降低，饮水、进食、刷牙、漱口活动减少，为细菌在口腔内迅速繁殖创造了条件，常可引起口腔的局部炎症、溃疡及其他并发症，还可导致口臭，影响食欲、消化功能及与他人的正常交往。有些患者长期应用抗生素或激素，易发生真菌感染。所以，保持口腔清洁十分重要。

一、患者口腔的卫生保健

（一）影响患者口腔卫生的因素

　　1. 口腔保健的知识及方法　对口腔卫生的重要性的理解程度及能否掌握正确的清洁方法等，对一般患者的口腔卫生影响很大。

　　2. 疾病的影响　禁食、高热、昏迷、鼻饲、术后、口腔疾患及其他生活不能自理的患者，常常因疾病不能很好地保护口腔卫生。

（二）口腔卫生保健指导

　　1. 对于禁食、高热、昏迷、鼻饲、术后、口腔疾患及其他生活不能自理的患者，应酌情选用漱口溶液，每日进行口腔护理2~3次。

2. 有活动义齿者，应取下。一般先取上面的义齿，后取下面的义齿，并放置于容器内，用冷开水冲洗擦净，待患者漱口后戴上，或浸于清水中备用（昏迷患者的义齿应浸于清水中保存）。浸义齿的清水每日更换1次。义齿不可浸在乙醇或热水中，以免变色、变形或老化。

3. 教会患者如何选择合适的牙刷，掌握正确的刷牙方法（图14-1），早晚刷牙，每次3分钟。使患者了解戒烟、合理饮食、进食后漱口的习惯与保持口腔健康的关系等，学会按摩牙龈的方法和牙线剔牙法（图14-2）。

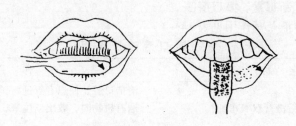

图14-1　正确刷牙法

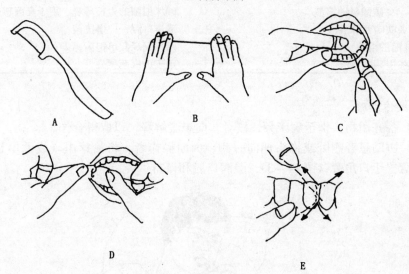

图14-2　牙线剔牙法

A. 牙签线　B. 用丝线或尼龙线做牙线　C. 轻轻将牙线越过相邻牙接触点
D. 将线压入牙缝　E. 将线用力弹出，每个牙缝反复数次

二、口腔护理的方法

（一）目的

1. 保持口腔的清洁、湿润，使患者舒适，预防口腔感染等并发症。

2. 防止口臭、口垢，促进食欲，保持口腔正常功能。

3. 观察口腔粘膜和舌苔的变化，以及特殊的口腔气味，提供病情变化的动态信息。

（二）适应症

主要用于禁食、高热、昏迷、鼻饲、术后、口腔疾病等生活不能自理的患者。

（三）实施

1．用物准备

（1）治疗盘内备治疗碗（内盛含有漱口溶液的棉球12～16个、弯血管钳、镊子）、压舌板、弯盘、吸水管、杯子（内盛温开水）、治疗巾（可用毛巾）、手电筒。必要时备张口器。

（2）按需准备外用药。常用的有：液体石蜡、冰硼散、锡类散、西瓜霜、金霉素甘油、制霉菌素甘油、新霉素、漱口溶液。

（3）常用漱口溶液及其作用见表14－1。

表14－1   常 用 漱 口 溶 液 及 作 用

名　　　称	作　　　用
生理盐水	清洁口腔，使患者舒适，预防感染
1%～3%过氧化氢溶液（双氧水）	遇有机物时，放出新生氧，除臭抗菌
2%～3%硼酸溶液	防腐，抑菌
复方硼酸溶液（朵贝尔溶液）	除臭，抑菌
1%～4%碳酸氢钠溶液	破坏细菌的生长环境，用于真菌感染
0.02%呋喃西林溶液	清洁口腔，广谱抗菌
0.1%醋酸溶液	用于铜绿假单孢菌感染
0.08%甲硝唑溶液	用于厌氧菌感染

2．操作步骤

（1）备齐用物，携至病床旁，核对，向患者解释，以取得合作。

（2）协助患者侧卧或将头偏向一侧，面向操作者，将治疗巾（或毛巾）围于患者颌下，弯盘置于口角旁（图14－3），湿润口唇和口角。

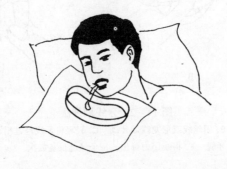

图14－3　口腔护理——弯盘置口角旁

（3）观察口腔有无出血、溃疡现象及特殊口腔气味，长期用抗生素和激素的患者，注意观察有无真菌感染。

（4）有活动义齿者应将之取下。协助清醒患者用温开水漱口。

（5）擦洗口腔。嘱患者咬合上下齿，用压舌板轻轻撑开一侧颊部，以弯血管钳夹紧含有漱口液的棉球由内向门齿纵向擦洗牙齿外侧，同法擦对侧。嘱患者张口（或用压舌板撑开一侧磨牙），依次擦洗牙齿上内侧面、上咬合面、下内侧面、下咬合面，弧形擦洗一侧颊部。同法擦另一侧（一般擦洗顺序为先上后下）。弧形擦洗硬腭（勿触及咽部，以免恶心），由内向外擦洗舌面。

（6）擦洗完毕，协助患者用漱口水漱口，漱口后用治疗巾拭去口角处水渍。

（7）口腔粘膜如有溃疡，酌情涂药于溃疡处，口唇干裂可涂液体石蜡。

（8）撤治疗巾（或毛巾），协助患者卧于舒适体位，整理床单位，清理用物，记录。

3. 注意事项

（1）擦洗动作要轻，特别是凝血功能差的患者，要防止碰伤口腔粘膜及牙龈。

（2）昏迷患者禁漱口。需用张口器时，从磨牙处撑开（牙关紧闭者，不可用暴力助其张口）。用棉球擦洗时，每次限1个并夹紧，防止遗留于口腔，且棉球蘸漱口水不可过多，以防溶液流入气管。

（3）传染病患者操作及用物按隔离消毒原则处理。

第二节　皮肤护理

一、皮肤的结构和功能

皮肤与其附属物构成皮肤系统。皮肤分为表皮、真皮和皮下组织三层，皮肤的附属物包括毛发、汗腺、皮脂腺等。健康的皮肤是温暖、柔嫩、不干燥、不油腻，且没有潮红和破损，无肿块和其他疾病的征象，自我感觉清爽、舒适，无任何刺激，对冷、热、针刺和触摸感觉良好。皮肤具有保护机体、调节体温、吸收、分泌、排泄及感觉等功能。完好的皮肤能避免微生物的入侵。

皮肤的新陈代谢迅速，其代谢产物如皮脂及脱落的表皮碎屑能与外界细菌及尘埃结合成污垢，粘附于皮肤表面，若不及时清除，可刺激皮肤，降低皮肤的抵抗力，以致破坏其屏障作用，成为细菌入侵的门户，造成各种感染。

皮肤护理可满足患者清洁的需要，促进生理和心理的舒适，增进健康。

二、皮肤的清洁护理

（一）目的

1. 去除皮肤污垢，保持皮肤清洁，使患者舒适。

2. 促进皮肤的血液循环，增强皮肤的排泄功能和对外界刺激的敏感性，预防皮肤感染和褥疮的发生。

（二）方法

1. 淋浴和盆浴　适用于一般情况良好者。

（1）用物准备：毛巾2条、浴巾、浴皂、清洁衣裤、拖鞋。

（2）实施

①调节室温至22.0℃~26.0℃，水温40.0℃~45.0℃。

②向患者交代有关注意事项。如信号灯的使用方法，不用湿手接触电源，贵重物品保

管好等。

③携带用物，送患者入浴室，浴室不闩门，在门外挂牌示意。盆浴时，应扶持患者进出浴盆，防止其滑倒。

④患者沐浴后，再次观察患者的一般情况，必要时做记录。

（3）注意事项

①妊娠7个月以上的孕妇禁用盆浴。

②饭后须过1小时才能进行沐浴，以免影响消化。

③注意患者入浴时间，时间过久应予询问。

④防止患者受凉、晕厥或烫伤、滑跌等意外情况发生。若患者一旦发生晕厥、滑跌意外，应迅速到位救治、护理。

⑤传染病患者应根据病情、病种按隔离原则进行淋浴。

2.床上擦浴　适用于病情较重、长期卧床、活动受限、生活不能自理的患者。

（1）用物准备：①治疗车上置脸盆2只，水桶2只（一桶盛热水，水温在50.0℃～52.0℃，可根据季节和患者生活习惯调节水温，另一桶接污水），清洁被服；②治疗盘内置毛巾2条、浴巾、浴皂、梳子、小剪刀、50%乙醇、爽身粉、清洁衣裤。必要时备便盆、便盆布、屏风。

（2）实施

①洗手，备齐用物携至床旁，核对并解释。关好门窗，屏风遮挡，调节室温至22.0℃～26.0℃。

②患者准备：根据病情放平床头及床尾支架，松开床尾盖被，将脸盆放于床旁桌上，倒入热水至2/3满，测试水温。按需给予便盆。

③洗脸及颈部：将微湿小毛巾包在手上成手套状（图14-4），一手扶托患者头顶部，擦洗脸及颈部。先擦眼，由内眦向外眦擦拭，然后像写"3"字一样依次擦洗一侧额部、颊部、鼻翼、人中、耳后、下颌，直至颈部；同法擦洗另一侧。用较干毛巾依次再擦洗一遍。注意擦净耳廓、耳后及颈部皮肤皱褶处。

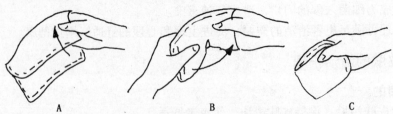

A　　　　　　　B　　　　　　　C

图14-4　包小毛巾法

④协助患者脱下上衣，先脱近侧，后脱远侧；如有外伤，先脱健侧，后脱患侧。在擦洗部位下铺大毛巾。按顺序擦洗两上肢、胸部、腹部。先用涂有浴皂的湿毛巾擦洗，再用湿毛巾擦去皂液，清洗毛巾后再擦洗，最后用浴巾边按摩边擦干。

⑤协助患者侧卧，背向操作者，依次擦洗后颈部、背部、臀部，擦洗后用50%乙醇按摩受压部位，必要时扑上爽身粉。协助患者穿上清洁上衣。如有伤口，先穿患侧，再穿健侧，以减少患侧的活动和牵拉，避免疼痛。

⑥患者平卧，协助患者脱下裤子，擦洗双下肢。将盆移于患者足下，盆下垫大毛巾或

将盆放于床旁椅上，患者屈肢，将双脚同时或先后浸泡于浴盆片刻，洗净双足，擦干。

⑦换水、盆及毛巾后清洁会阴。协助患者穿上清洁裤子。根据需要为患者修剪指（趾）甲，梳发。

⑧整理床单位，按需更换床单，安置患者于舒适卧位，开窗通风。

⑨清理用物，做好记录。

（3）注意事项

①擦浴时注意节力原则。操作时站在擦浴的一边，洗完后再转到另一边。站立时两脚稍分开，重心应在身体的中央或稍低处。拿水盆时，盆要靠近身边，以减少体力消耗。

②操作时关心体贴患者，保护患者自尊。动作要敏捷。为取得按摩效果，可适当用力，但不宜过重。减少翻动次数和暴露部位，防止受凉。

③擦浴中应根据情况更换热水、脸盆及毛巾。擦浴时，每擦洗一处，均应在其下面垫浴巾，避免弄湿床铺。

④注意观察病情，若患者出现寒战、面色苍白等情况，应立即停止擦洗，给予适当处理。擦洗时还应观察皮肤有无异常。

三、褥疮的预防及处理

褥疮又称压力性溃疡或压疮，是由于局部组织长期受压，血液循环障碍，局部持续缺血、缺氧、营养不良而致的组织溃烂和坏死。目前褥疮改称为压力性溃疡或压疮似更为妥当。

造成褥疮的三个主要物理力是压力、剪力和摩擦力。通常是2～3种力联合作用所致。单位面积承受的压力越大，产生组织坏死所需的时间越短。持续受压在2小时以上，就能引起组织不可逆的损害。当患者长期卧床，皮肤受到床单表面的逆行阻力摩擦，如皮肤被擦伤后受到汗、尿、粪等浸渍时，易发生褥疮。剪力是两层组织相邻表面间的滑行产生进行性的相对移位所引起，是由摩擦力和压力相加而成。它与体位关系密切，例如当患者取半卧位时，可使身体下滑，与髋骨紧邻的组织跟着骨骼移动，但是由于皮肤和床单间的摩擦力，皮肤和皮下组织无法移动，剪力使这些组织拉开，因而造成皮肤组织损伤。

（一）褥疮发生的原因

1. 局部组织持续受压

（1）卧床患者，长时间不改变体位，局部组织受压过久，出现循环障碍而发生组织营养不良，常见于昏迷、瘫痪、极度消瘦、年老体弱者。

（2）使用石膏绷带、夹板时，衬垫不当，松紧不适宜，致使局部血液循环不良。

2. 理化因素刺激　皮肤经常受到潮湿、摩擦及排泄物等物理性刺激（如大小便失禁、床单皱褶不平、床上有碎屑等），使皮肤抵抗力降低。

3. 机体营养不良　患者全身营养缺乏，长期发热及恶病质，缺乏蛋白质和维生素，使组织抵抗力降低。

（二）褥疮的易发部位

褥疮多发生于受压和缺乏脂肪组织保护、无肌肉包裹或肌层较薄的骨隆处，并与卧位有密切的关系（图14-5）。

仰卧位时：好发于枕骨粗隆、肩胛骨、肘部、骶尾部及足跟处，尤其好发于骶尾部。

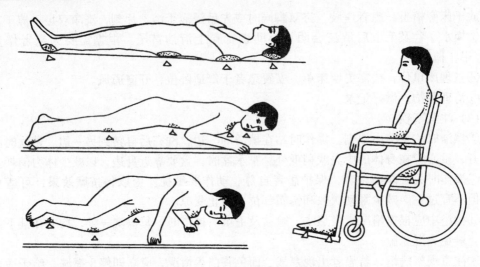

图 14 - 5   褥疮的好发部位

侧卧位时：好发于耳廓、肩峰、肋骨、髋骨、股骨粗隆、膝关节的内外侧及内外踝处。

俯卧位时：好发于面颊、耳廓、肩峰、女性乳房、肋缘突出部、男性生殖器、髂前上棘、膝部和足趾等处。

坐位时：好发于坐骨结节、肩胛骨、足跟等处。

（三）褥疮的分期与临床表现

1. 淤血红润期   为褥疮初起，局部皮肤出现红、肿、热、麻木或有触痛。

2. 炎性浸润期   局部组织受压未能缓解，红肿部位血液循环仍得不到改善，静脉回流受阻，局部静脉淤血。受压部位表面呈紫红色，皮下产生硬结，表皮有水疱形成。

3. 溃疡期   静脉血液回流受到严重障碍，局部淤血致血栓形成，组织缺血缺氧。轻者，浅层组织感染，脓液流出，溃疡形成；重者，坏死组织发黑，脓性分泌物增多，有臭味，感染向周围及深部扩展，可达骨骼，严重者可引起败血症。

（四）褥疮的预防

预防褥疮主要是针对原因加强护理措施。做到"五勤"，即勤翻身、勤擦洗、勤按摩、勤整理、勤更换。交接班时，严格细致地交接局部皮肤情况及护理措施落实情况。

1. 避免局部长期受压

（1）减少组织的压力：鼓励和协助患者经常更换卧位，使骨骼突出部分交替受压。翻身间隔时间应根据病情及局部皮肤受压情况而定，一般 2 小时翻身 1 次，必要时 1 小时翻身 1 次，建立床头翻身记录卡（表 14 - 2）。协助患者翻身时，应将患者身体抬起，再挪动位置，避免拖、拉、推的动作，以防擦破皮肤。条件许可时使用电动转床帮助患者翻身。协助患者移向床头时，动作应轻柔，将枕头置于患者的脚与托板之间，以防患者下滑形成的剪力造成损伤。

表 14 - 2　　　　　　　　　　　翻 身 记 录 卡

姓名＿＿＿＿＿＿＿ 床号＿＿＿＿＿＿＿

日期/时间	卧位	皮肤情况及备注	执行者

（2）保护骨隆突处和支持身体空隙处：将患者体位安置妥当后，可在身体空隙处垫软枕或海绵垫，对易发生褥疮的患者，可垫海绵垫褥、气垫褥（图 14 - 6）、水褥等，使支持体重的面积宽而均匀，作用于患者身体上的正压及作用力分布在一个较大的面积上，从而降低在隆突部位皮肤上所受到的压强。需指出的是，即使压力减少，如果时间过长，也可阻碍血流导致组织损伤，所以，仍需经常为患者更换卧位，做好皮肤护理。

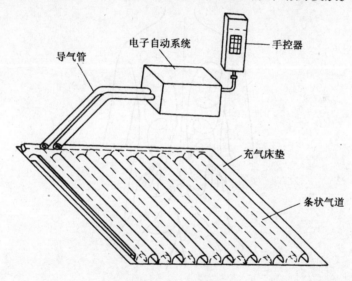

图 14 - 6　气垫褥

羊皮垫具有抵抗剪刀及高度吸收水蒸汽的性能，并可提供很好的接触面，故适宜长期卧床患者使用。对瘫痪、水肿患者的受压部位，可用护架抬高被毯，以减轻局部受压。

（3）正确使用石膏绷带及夹板：对使用石膏绷带、夹板、牵引器的患者，注意衬垫应平整、柔软、松紧适宜。一般石膏绷带及夹板与皮肤间的空隙为 1cm，特别注意骨骼突起部位衬垫的柔软度。必须仔细观察局部和肢端部皮肤颜色改变的情况，认真听取患者反应，如发现石膏绷带凹凸不平，夹板松紧及牵引力量不当，应立即报告医生，及时修正或修整。

2. 消除或减少各种理化因素的影响

(1) 避免潮湿、摩擦及排泄物的刺激。

(2) 注意保护患者皮肤。保持皮肤清洁干燥，如大小便失禁、出汗、分泌物过多的患者，应及时洗净擦干。床铺要保持清洁、干燥、平整、无碎屑，如果被服污染要及时更换，小儿要勤换尿布，不可将患者直接卧于橡胶单、塑料单上，床铺每日定时整理。

(3) 正确使用便盆。不用破损的便盆。使用便盆时避免硬塞硬拉，必要时便盆边可垫软纸或布，也可撒滑石粉，以防擦伤皮肤。

3. 增进局部血液循环　对易发生褥疮的患者，要经常检查受压部位皮肤，用温水擦澡、擦背或用湿毛巾行局部按摩。

(1) 手法按摩

①全背按摩：协助患者俯卧或侧卧，露出背部，先以热水擦洗，再用手蘸少许50%乙醇进行按摩。按摩者斜站在患者右侧，左腿屈曲在前，右腿伸直在后，从患者骶尾部开始，沿脊柱两侧边缘向上按摩（力量要足够刺激肌肉组织），至肩部时用环状动作按摩。肩部按摩后，手再轻轻滑至臀部及尾骨处，此时左腿伸直，右腿弯曲。如此有节奏地按摩数次。（图14-7）

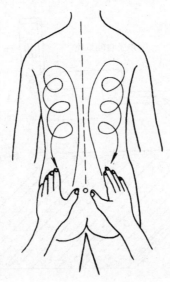

图14-7　全背按摩

②局部按摩：蘸少许50%乙醇，以手掌大鱼际或小鱼际部分紧贴皮肤，做压力均匀向心方向的环形按摩（由周围向中间），由轻到重，由重到轻，每次3～5分钟。

(2) 电动按摩器按摩：电动按摩器是依靠电磁作用引导治疗器头振动，以代替各种手法按摩。操作者持按摩器，据不同部位，选择合适的按摩头，紧贴皮肤进行按摩。

4. 增进营养的摄入　给患者以高蛋白（无禁忌症的情况下）和高维生素饮食。因为增加蛋白质和维生素饮食可以增强机体抵抗力，增强组织修复能力，从而预防褥疮的发生。

5. 做好卫生宣教工作　对患者和家属讲解有关预防褥疮的知识，使他们懂得预防褥疮的重要性，配合并参与预防褥疮的基础护理活动。

（五）褥疮的处理

对已发生的褥疮，据其发展过程和轻重度，分别采取相应的护理措施。

1. 淤血红润期　主要是及时去除导致褥疮的原因，加强预防措施。如增加翻身次数，防止局部继续受压、受潮等。

2. 炎性浸润期

（1）防止局部继续受压和刺激，改善局部血液循环。

（2）妥善处理水疱，小水疱要减少摩擦，防止破裂感染，让其自行吸收；大水疱在无菌操作下用注射器抽出疱内液体（不必剪去表皮），涂以消毒液，用无菌敷料包扎。

3. 溃疡期

（1）局部处理原则是解除压迫，清洁创面，去腐生新，促进愈合。常用生理盐水冲洗，0.02%呋喃西林或 1:5000 高锰酸钾等溶液冲洗创面，外敷药物，按外科换药法处理。同时，可辅以理疗，如用红外线照射、局部高压氧疗等，达到促进创面愈合的目的。

（2）用纯氧抑制疮面厌氧菌的生长。可用塑料袋罩在褥疮外面，向袋内灌入纯氧，使坏死组织液化，组织变红，达到清创去腐生肌的目的。每日 1~2 次，每次 15 分钟。

（3）对溃疡较深、引流不畅的褥疮，用3%过氧化氢溶液冲洗，以抑制厌氧菌生长。

（4）面积深达骨骼的褥疮，应清除坏死组织，敷生肌膏，植皮修补缺损组织等，以缩短褥疮病程，减轻患者痛苦，为创伤修复创造条件。

对于各期褥疮患者，必须重视饮食护理。一般患者给予平衡饮食，营养不良者应给予高蛋白、高维生素饮食，同时注意补充硫酸锌等矿物质，以促进慢性溃疡的愈合。

第十五章 冷热应用技术

冷热疗法是利用低于或高于人体温度的物质作用于人体表面，通过神经传导引起皮肤和内脏器官血管的收缩和舒张，改变机体各系统体液循环和新陈代谢，达到治疗目的的方法。掌握冷热疗法的基本原理、安全范围和操作程序，有助于减轻患者的临床症状，治疗某些疾病，同时使患者心身舒适，情绪稳定。

第一节 热疗法

一、热疗的作用

1. 促进炎症消散和局限　热可使血管扩张，血液循环加快，促进吞噬细胞和白细胞的功能。

2. 缓解疼痛　温热刺激能降低痛觉神经的兴奋性，减轻炎症水肿，解除局部神经末梢的压力，使肌肉、肌腱和韧带组织松弛，从而缓解疼痛。

3. 减轻深部组织的充血　温热作用可使局部血管扩张，减轻该处深部组织的充血。

4. 保暖　温热可促进血液循环，使患者感到温暖舒适。常用于危重病人、小儿、老年人及末梢循环不良的患者。

二、热疗的禁忌症

1. 急腹症未明确诊断前　腹痛用热会缓解症状，掩盖病情，贻误诊断和治疗。

2. 面部危险三角区的化脓感染　用热使血管扩张，血流量增多，易致细菌及毒素向颅内扩散，造成颅内感染。

3. 各种脏器内出血　用热使脏器血流量和血管通透性增加而致出血加重。

4. 软组织扭伤早期（24～48小时内）　局部以渗出、肿胀、疼痛反应为主，用热可使症状加重。

三、热疗的方法

(一) 干热疗法

1. **热水袋** 用于保暖、解痉和镇痛。

（1）用物准备：热水袋及布套，大毛巾，小罐内盛热水，水温计。

（2）操作步骤

①检查热水袋有无裂口、破损，测水温，调节至 60.0℃ ~ 70.0℃。

②将热水袋平置于操作台上，去塞，手持袋口边缘，边灌水边提高热水袋袋口，使水不致溢出（图 15 - 1），当热水灌至热水袋容积的 1/2 ~ 2/3 满时即可停止。再次缓缓放平热水袋，排尽袋内空气，拧紧塞子，擦干后倒提热水袋，轻轻抖动，检查有无漏水现象，装入布套内，系紧带子备用。

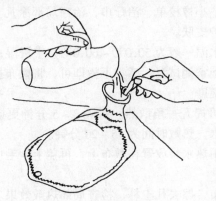

图 15 - 1 灌热水袋法

③向患者解释，置热水袋于所需部位。

④热水袋使用结束，倒出热水，倒挂晾干后吹入少量空气，旋紧塞子（以免两层橡胶粘连），置阴凉处保存，布套置污衣袋内送洗。

（3）注意事项

①如有循环不良、瘫痪、局部感觉麻痹、昏迷的患者，及年老体弱者、婴幼儿、体表温度低者，应严格控制热疗的时间和温度（时间不超过 30 分钟，水温在 50.0℃ 以内），以免造成烫伤。

②用热水袋过程中，应定时检查局部皮肤，如发现皮肤潮红，应立即停止使用，并在局部涂凡士林，以保护皮肤。

③严格执行交接班制度。

2. **烤灯** 用于消炎、镇痛、解痉，促进创面干燥结痂和肉芽组织生长。

（1）用物准备：红外线灯或鹅颈灯（根据治疗部位选择不同的灯泡：胸、腹、腰背 500 ~ 1000W，手部、足部 250W，鹅颈灯 40 ~ 60W），必要时备有色眼镜、屏风。

（2）操作步骤

①备齐用物携至床旁，核对解释，以取得合作。

②暴露患处，协助患者取舒适体位。

③调节灯距（一般为 30 ~ 50cm），以温热为宜，防止烫伤。以皮肤出现桃红色的均匀

红斑为合适剂量。如为紫色，应立即停止照射，涂凡士林保护皮肤。照射前胸、面颈时，让患者戴有色眼镜或用纱布遮盖，必要时用屏风遮挡，灯头移至治疗部位的斜上方或侧方，有保护罩的灯头可直接照射。

④照射时间一般为 20 ~ 30 分钟，随时观察反应并记录。照射完毕整理用物。

（二）湿热疗法

1. 湿热敷　用于消炎、化瘀、减轻疼痛和肌肉痉挛。

（1）用物准备：治疗盘盛小盆热水、敷钳 2 把、敷布 2 块（大小以热敷面积为准）、纱布、棉垫、塑料纸、小橡胶单、治疗巾、大毛巾、凡士林油、棉签、水温计。必要时备热水袋及热源。

（2）操作步骤

①向患者解释，助患者取舒适体位，必要时屏风遮挡。

②暴露治疗部位，下垫小橡校单、治疗巾，治疗局部涂凡士林油，其面积略大于热敷范围，上盖单层纱布以保护皮肤。

③将敷布置于热水（水温一般为 50.0℃ ~ 60.0℃）中浸湿，用两把敷钳拧干敷布，以不滴水为度，抖开，用手腕掌侧试温，感觉不烫即可，将敷布折叠后敷于局部，上置塑料纸，再加盖棉垫，以保持温度。

④患者感觉烫热时，可揭开一角散热。每隔 3 ~ 5 分钟更换敷布 1 次。水盆内水温可用热源维持或及时更换热水。热敷时间为 15 ~ 20 分钟。

⑤如患部不忌压，可用热水袋放置在敷布上，再盖上大毛巾，能较长时间保持局部温度。

⑥热敷完毕，揭去纱布，擦去凡士林，检查局部热敷效果。整理床单位，清理用物。

（3）注意事项

①注意观察局部皮肤的颜色，防止烫伤。

②伤口部位湿热敷应按无菌操作进行，热敷结束按换药法处理伤口。

③面部湿热敷后 15 分钟方能外出，以免受凉。

2. 热水坐浴　用于会阴或肛门部位的充血、炎症、疼痛及伤口清洁、消毒。

（1）用物准备：坐浴椅、消毒坐浴盆（图 15 - 2）、温水、药液（比例遵医嘱，常用 1:5000 高锰酸钾溶液）、水温计、无菌纱布、毛巾、屏风，必要时备换药用物。

（2）操作步骤

①备齐用物携至床旁，核对，向患者解释并交代注意事项，用屏风遮挡，协助患者排空大小便，洗净双手。

②将药液和温水按比例倒入盆中至 1/2 满，调节水温至 40.0℃ ~ 45.0℃，协助患者脱裤至膝，暴露臀部坐浴，坐浴时间一般为 15 ~ 20 分钟。

③坐浴结束，用大毛巾擦干患者臀部（必要时换药），协助患者上床休息，整理用物。

（3）注意事项

①患者坐浴期间应注意观察患者的面色及脉搏，如有异常或患者诉乏力、头晕，应立即停止坐浴，扶其上床休息。

②坐浴有镇静、催眠作用，要防止患者因瞌睡而跌倒。

③及时测水温，添加热水，以防患者受凉。加热水时避免烫伤患者。

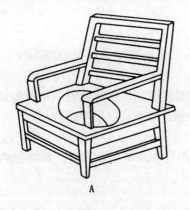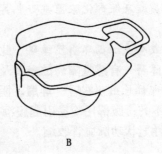

A   B

图15－2 坐浴椅和坐浴盆

④伤口部位热坐浴，应备无菌坐浴盆和药液，坐浴后按换药法处理伤口。

⑤女性月经期、妊娠晚期、产后2周、阴道出血和急性盆腔炎症不宜坐浴，以免引起宫内感染。

3.局部浸泡 用于消炎、镇痛、解痉及伤口清洁、消毒等。

（1）物品准备：根据浸泡部位大小选择浸泡盆，内盛热水（水温为40.0℃～50.0℃），按医嘱备药液、水温计、毛巾。

（2）操作步骤

①向患者解释，调节水量、水温，嘱患者放入患肢，浸泡时间15～20分钟，浸泡毕擦干肢体。

②浸泡部位有伤口者，按换药法处理。

（3）注意事项：浸泡过程中如需添加热水，先将肢体移出盆外，以防烫伤。浸泡有伤口的肢体时，浸泡盆和浸泡液应无菌。

第二节 冷疗法

一、冷疗的作用

1.控制炎症扩散 冷使血管收缩，血流减慢，降低细胞的活力和代谢，从而控制炎症的扩散。常用于急性炎症早期。

2.减轻疼痛 冷可抑制细胞的活动，使神经末梢的敏感性降低而减轻疼痛。常用于牙痛和烫伤等。

3.减轻深部充血和出血 冷可使血管收缩，减轻局部组织的充血和出血。常用于鼻出血和局部软组织损伤的早期。

4.降温 冷直接与皮肤接触，通过物理作用，可将体内的热通过传导发散，从而降低体温。常用于高热、中暑患者。脑损伤、脑缺氧的患者，利用局部或全身降温，降低脑细胞的代谢，有利于脑细胞功能的恢复。

二、冷疗的禁忌症

1. 慢性炎症及深部化脓性病灶 用冷使局部血流减少，加重营养不良，妨碍组织修复。

2. 局部或全身血循环明显障碍 此时皮肤温度较低，组织缺氧，用冷易致组织坏死。

3. 感觉障碍 有感觉障碍的患者及对冷敏感者均不宜使用冷疗。

4. 某些部位忌用 枕后、耳廓、阴囊处用冷易冻伤；心前区用冷易引起反射性心率减慢、心律不齐；腹部用冷易引起腹泻；足底用冷使末梢血管收缩，影响散热，或反射性地引起一过性冠状动脉血管收缩。

三、冷疗的方法

（一）局部用冷法

1. 冰袋和冰囊 用于降温和局部止血。

（1）用物准备：冰袋、冰囊（图 15－3）及布套、冰块、盆、小锤。

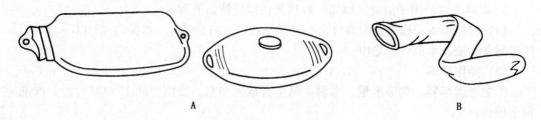

A   B

图 15－3 冰袋、冰囊

（2）操作步骤

①将冰块放入盆中，用小锤将大冰块分解成小块，用水冲去其棱角，装入冰袋约 2/3 满，排尽冰袋内空气，夹紧袋口，擦干倒提，检查有无漏水，然后用布套套好。

②向患者解释以取得合作，放置冰袋或冰囊于合适部位。如为高热患者降温，置冰袋或冰囊于患者前额、头顶部或体表大血管处如颈部、腋下、腹股沟等处，扁桃体摘除术后，将冰囊置于颈前颌下，预防出血。

③使用完毕，冰袋或冰囊处理方法同热水袋。

（3）注意事项

①随时观察冰袋、冰囊有无漏水，布套潮湿应立即更换。

②治疗时间不宜过长（一般不超过 30 分钟），以防冻伤。局部皮肤如出现苍白、青紫或麻木感，须立即停止使用。

③冰袋压力不宜太大，以免阻碍血液循环。如放于前额部时，可将冰袋悬吊在支架上，以减轻局部压力。但冰袋必须与前额皮肤接触。

④如为降温，用冷疗后 30 分钟需测体温，并做好记录。当体温降至 39.0℃ 以下可撤去冰袋。

2. 冰帽与冰槽 常用于头部降温，防止脑水肿，并可降低脑细胞的代谢，减少其需氧量，提高脑细胞对缺氧的耐受性。

（二）全身用冷法

全身用冷可达到为高热患者降温的目的。

1. 乙醇拭浴

（1）用物准备：治疗盘内备治疗碗（内盛25%~35%乙醇100~200ml，温度27.0℃~37.0℃），小毛巾2块，大毛巾，冰袋及套，热水袋及套，清洁衣裤1套，必要时备屏风和便器。

（2）操作步骤

①备齐用物至床旁，向患者解释以取得配合，屏风遮挡，松开盖被。按需给予便器。

②置冰袋于头部，减轻头部充血所引起的头痛，并有助于降温。置热水袋于足底部，可促进足底末梢血管扩张，避免患者寒战、不适。

③协助患者脱出一侧上肢衣袖，下垫大毛巾，将浸有乙醇的小毛巾拧至半干呈手套式缠在手上，以离心方向进行拍拭，2块小毛巾交替使用。

④拍拭顺序：颈部侧面→上臂外侧→手背；侧胸→腋窝→上臂内侧→手掌。拍拭毕，用大毛巾轻轻拭干皮肤，同法拍拭对侧。每侧各拍拭3分钟。

⑤协助患者侧卧，露出背部，下垫大毛巾，用同样手法拍拭全背，再用大毛巾拭干，更换上衣。

⑥助患者脱裤，露出一侧下肢，下垫大毛巾。拍拭顺序：髂骨→大腿外侧→足背；腹股沟→大腿内侧→内踝；腰→大腿后侧→腘窝→足跟。

⑦拍拭毕，用大毛巾轻轻拭干皮肤，同法拍拭对侧。每侧各拍拭3分钟。更换裤子，取下热水袋，整理床单位及用物，记录。

（3）注意事项

①乙醇温度应接近体温，避免过冷的刺激使大脑皮质更加兴奋，进一步促使横纹肌收缩，致使体温上升。

②拭浴时，以拍拭方式进行，不用磨擦方式，因磨擦易生热。在拭至腋窝、腹股沟、腘窝等血管丰富处时，应适当延长时间，以利散热。

③禁忌拍拭后项、胸前区、腹部和足底等处，以免引起不良反应。

④拍拭时间不宜过长（一般不超过20分钟），以防产生继发效应。拍拭过程中注意观察患者反应，如出现寒战、面色苍白、脉搏或呼吸异常时，应立即停止，并及时与医生联系。

⑤拭浴后30分钟，测量体温并记录。如体温已降至39.0℃以下，即取下头部冰袋。

2. 温水拭浴　适用于高热的病儿。

（1）用物准备：盆内盛27.0℃~37.0℃温水2/3满，其余用物同乙醇拭浴法。

（2）操作步骤：同乙醇拭浴法。

（3）注意事项：同乙醇拭浴法。